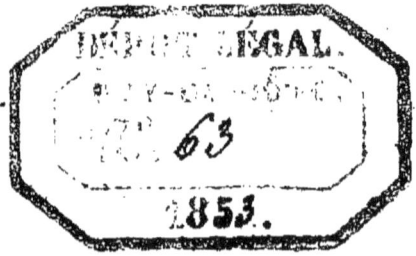

L'ORACLE MÉDICAL

DU PEUPLE.

L'ORACLE MÉDICAL

DU

PEUPLE

OU

RASPAIL RÉFORMÉ,

Par M. Blanchon,

MÉDECIN PRATICIEN, MEMBRE DE L'ACADÉMIE.

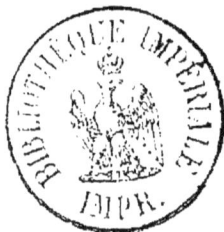

Même en naissant, tout mortel ou mourant,
a intérêt de vivre et de consulter cet oracle !...

O santé désirable ! aux richesses des grands
mille fois préférable ! trop heureux le mortel
qui, connaissant tes douceurs, par des soins
assidus fait connaître et sentir le prix de tes
faveurs.

TISSOT, — *Avis au peuple.*

PRIX : 1 FRANC.

CLERMONT-FERRAND,
TYPOGRAPHIE DE HUBLER, BAYLE ET DUBOS,
Successeurs de M. Perol, rue Barbançon, 2.

1853.

EXORDE PRÉLIMINAIRE.

AU LECTEUR.

Multa paucis. — Dans l'accomplissement des devoirs que m'impose l'exercice de ma profession : envers Dieu, mon principe et ma fin ; envers l'art de guérir, que je réintègre dans tous ses droits ; envers la société, que je sers et prémunis contre *l'ignorance*, les trop nombreuses et meurtrières *erreurs* populaires ; contre les préjugés arbitraires si souvent controuvés ; contre les prestiges, les artifices des jongleurs empiriques qui compromettent sans cesse la vie des hommes et surprennent la bonne foi publique par les jactances illusoires des connaissances médicales qu'ils n'ont jamais acquises, en faisant naître l'espérance d'un pouvoir chimérique résultant d'une science infuse, des dons naturels exclusifs qu'ils s'attribuent en dehors de l'exercice légal de la médecine ; voulant traiter le mal dans ses principes, parce que le remède est donné souvent trop tard, lorsque le mal a fait de grands progrès :

Principiis obsta; sero medicina paratur,
Quum mala per longas invaluere moras.

OVIDE.

Je soutiens : 1° que la vie humaine est d'un prix infini ; que la loi, sublime raison humaine, en est la tutélaire ou la sauvegarde par la garantie de *capacité nécessaire* qu'elle requiert dans l'exercice de *l'art de consoler, soulager et de guérir,* en temps opportun, par les MÉDECINS, *ministres, interprètes de la nature*, qu'elle a institués dans ce *but;*

2° Qu'elle est *une et multiple :* — une par son ensemble ou individualité ; — multiple par ses rapports fonctionnels avec la société et l'univers (l'hygiène);

3° Que la vie humaine est composée de trois puissances qui en modifient les actes ou fonctions ; que ces puissances sont les *fluides* et les *solides* dans les attributs de l'organisation matérielle, et *l'âme* ou *l'esprit*, partie céleste d'origine divine, raisonnable ou intellectuelle de l'homme, qui anime et vivifie la matière où elle est unie ; que cette âme se manifeste par ses actes qui sont : la *parole*, expression de la *pensée, la mémoire, le jugement, l'entendement*, la volonté, la raison et la lumière du corps ; parce que l'âme voit le corps, mais le corps ne voit pas l'âme ; parce que *l'âme parle : in principio erat verbum :* au commencement était la parole (*Jean*, ch. I). L'âme entend, l'âme comprend et raisonne, l'âme pense, combine, ordonne, défend et devient la reine et l'arbitre des mouvements et des sentiments du corps ; car la *vie individuelle* ou matérielle n'est, selon moi, que le *sentiment* et le *mouvement* de la *matière animée.*— Cette âme est la vivante image de la divinité, ainsi qu'il est écrit : *Les hommes sont des dieux,* parce qu'ils renferment un souffle ou portion de la divinité.

Partant, je dis encore (à l'appui de tout ce qui précède) que les *fluides* sont les *parties premières, intégrantes des solides,* dont les *tissus fibreux* constituent la *trame secondaire des nerfs,* qui sont l'instrument locomoteur de la *vie* matérielle et morale ou *complexe; id.* des *membranes,* des *aponévroses,* des *os,* des *muscles,* des *tissus vasculaire, cellulaire, adipeux;* des *glandes,* qui en sont les *réservoirs* ou *bassins* laboratoires; et des *viscères,* qui sont les *balanciers* du mouvement *d'oscillation* des *solides* et des *fluides,* qui préside dans l'ensemble des lois de la vie, et nommément dans les fonctions *d'hématose, de digestion alimentaire* ou *coction, de chymification, de chylification, d'absorption, d'exhalation, de circulation, d'assimilation, de dissimilation* ou *de sécrétion et d'excrétion, de nutrition, etc.;* et que c'est par *l'action, la réaction et le concours de ces puissances* que s'opère *l'exercice intègre des fonctions* du corps et de l'esprit, étroitement unis par des rapports sympathiques du système nerveux, qui, doué d'un *fluide électrique* analogue à celui qui préside dans l'atmosphère à tous les corps organisés de l'univers, *l'irradie et distribue* dans toutes les parties d'où jaillit le *calorique,* la *lumière* spontanée, et *l'animation* proprement dite (union de l'âme au corps).— J'ajoute que les organes des sens ne sont que les instruments passifs de l'âme, et les ministres dont la subordination est alternative, simultanée et réciproque.

Et de *l'état normal ou anormal* résultant de *l'intégrité, du trouble ou désordre des fonctions* sus rappelées, dérive la santé ou la maladie.

Par une *symétrie* naturellement requise des principes élémentaires ou *agrégats* qui les constituent, les modifient, les conservent et les dépravent, l'homme vit, souffre, jouit et meurt matériellement comme les autres corps organisés de la nature dont il est le chef-d'œuvre. Et parce que je suis, en ma qualité de médecin, le MINISTRE, *l'interprète et l'imitateur de la nature*, j'ai légalement acquis le droit de me dire l'*oracle médical du peuple!!!* c'est-à-dire l'interprète des dons du ciel et des prémices de la terre!... du grand ouvrage de la création, de la procréation même de l'espèce humaine, du *potier* (DE DIEU) et du *pot* (de ses *œuvres*)*!!!* toujours admirables.

De même que la voûte céleste illumine, couvre, arrose et dilate les molécules des corps organisés dans tout l'univers, le crâne humain, de forme analogue, *misphérique*, couvre, renferme dans son sein les principes constituants élémentaires de l'organisation du corps de l'homme. — Les impressions digitales que forment les hémisphères ou globules du cerveau sous les os de la voûte du crâne, est un indice de la puissance et de la sublime sagesse divine, qui l'a ainsi formée pour devenir le centre locomoteur des sensations, des relations, du jeu des sympathies, et le foyer principal des laboratoires naturels qui président dans l'exercice des fonctions physiques et des facultés intellectuelles. Le cerveau étant l'origine et la base du système nerveux, organe des forces vitales et musculaires, il préside au mouvement et au sentiment de la matière animée; il *irradie* et distribue les fluides nerveux, électriques, dans tous les organes et dans tous les viscères; et ce sont ces fluides mêmes, jadis connus des anciens médecins sous le nom *d'esprits vitaux* ou animaux, qui, par leurs rapports, leurs qualités et proportions, constituent les divers *modes d'être* ou tempéraments de l'individu.

Par les divisions et subdivisions de quarante-deux paires de nerfs, dont les dix premières sont logées dans le cerveau, et les suivantes dans la moelle allongée et la colonne vertébrale, le tissu des viscères et des organes, la peau même qui les recouvre par sa duplicature, se développent et se distribuent sur toute l'habitude du corps. Et d'une masse informe, compacte, homogène, qui forme l'encéphale (image de l'univers avant la création), se forment : 1° les *os*, nourris et formés par les *méninges du péricrâne;* les *périostes*, qui absorbent de la masse des fluides, le *phosphate, le carbonate calcaire, le soufre, la gélatine, l'huile animale, l'albumine* et autres substances qui les composent, les nourrissent, les conservent, les reproduisent, en réparent les pertes continuelles dans l'état normal; et les rongent, les altèrent, les dépravent, les pourrissent et mortifient dans l'état anormal. Ce sont des germes conservateurs et destructeurs de la vie.

Les fibres charnues, implantées dans les

1*

membranes et les aponévroses, formant des faisceaux isolés par les tissus cellulaire et adipeux qui les élaborent et les nourrissent, se nomment *muscles;* ceux-ci lient le tout.

Les ramifications des nerfs, des membranes, des aponévroses, etc., forment la texture des vaisseaux destinés à contenir les fluides qui les élaborent, les modifient sans cesse, les réparent, les nourrissent dans l'état normal, et les depravent et mortifient dans l'état anormal. Et la peau elle-même n'est qu'un réseau formé par l'assemblage des fibres nerveuses, vasculaires, etc., dont la duplicature forme la membrane muqueuse qui revêt la commissure des lèvres, les fosses nasales, les gencives, la langue, la voûte palatine, le larynx, le pharynx, les bronches pulmonaires, les poumons, le cœur, les artères, les veines, la plèvre, l'œsophage, l'estomac, le tube intestinal, le foie, la rate, les reins, la vessie, le canal des urètres, l'urètre, l'uterus, le vagin, etc. N'est-ce pas le doigt de ce grand architecte de l'univers qui préside à ce grand ouvrage?

Le *sang* est la source principale des fluides et des solides qui le composent; il les élabore, les altère, les modifie et les répare sans cesse dans l'état normal;—et les déprave et mortifie dans l'état anormal, dans les rapports de quantité, de consistance, des qualités normales ou anormales. Partant, trop doux, il constitue les diabètes sucrées. (Voir ce mot, à la *méd. nat.*) —Trop âcre, il produit les dartres, l'acrimonie, la lèpre et autres affections herpétiques.—

Trop dense et fibrineux, il constitue l'àcreté alcaline, la densité phlogistique connue sous le nom trivial de *pléthore sanguine*.—Trop mousseux ou fermenté, il produit l'ébullition des humeurs, l'exanthème, la rougeole, le pourpre, la petite vérole, et autres éruptions cutanées. — Trop pauvre en fibrine, ou trop faible en consistance et en couleur, il constitue la chlorose, l'anémie, la cachexie. — Trop séreux, il constitue la pléthore séreuse, les loupes, qui en sont des épanchements et métastases.—Trop visqueux, ou séro-pituiteux, il forme la gastrorrhée, la complexion lymphatique, l'hydrarthrose, l'hydrorachis, l'hydrocéphale, l'hydrothorax, l'anasarque, l'œdème, la goutte, ou rhumatisme séro-gélatineux articulaire, et l'engorgement général des glandes synoviales et autres, des vaisseaux lymphatiques. — Trop dissous, il produit le scorbut, l'hydropisie, l'hectisie, le *tabes dorsalis*, etc. Ce sont les altérations morbides des fluides qui deviennent les causes premières et essentielles des maladies. L'albumine ou lymphe est la partie blanche, séro-mucilagineuse ou gélatineuse du sang. C'est elle que les anciens médecins nommaient *suc nourricier*, ou *chair coulante*, parce qu'elle préside aux fonctions de nutrition; son état trop dense produit le choléra morbus, la suette, le typhus, les scrophules, les cancers, la morve, la gourme, la rache, l'ichthyose, la teigne, etc. (V. ces mots à la *Méd. nat.*)

Dans l'état normal, le sang est le torrent de la vie, le germe conservateur de l'animalisation et de l'animation; dans l'état anormal ou dépravé, il devient l'instrument subtil de la mort.

Trop bilieux ou trop riche en huile ou savon animal que produit la fonte excessive de la graisse ou du tissu adipeux, le sang est trop âcre et trop chaud, trop ardent; et de là surviennent les aigreurs ou amertumes de la bouche, la maigreur excessive du corps, le teint basané ou jaunâtre du visage et de la peau, l'insomnie, le tempérament bilieux (pléthore bilieuse), la jaunisse, la fièvre jaune putride, l'hépatite, l'ardeur d'urine, la néphrite, les calculs, les graviers, la pierre de vessie, la frénésie, l'hypocondrie, la manie, l'idiotisme, etc. (Voir ces mots à la *Méd. nat.*)

Subsidiairement, la connaissance de nous-mêmes est la première, la plus essentielle et la plus nécessaire. Elle est le *secret* de la *sagesse* par laquelle Dieu se manifeste à l'homme par ses œuvres! Sans elle, l'homme *s'ignore, erre à tâtons,* et comme un aveugle, il marche dans les ténèbres de l'ignorance, procréée par la nuit des temps, et ne sachant alors ce qu'il est, ce qu'il doit ou ce qu'il peut être, ce qu'il convient de faire ou de ne pas faire, d'où il vient ni où il va. Que sert-il à l'homme d'étudier l'univers, ce qui se passe dans le ciel, s'il s'ignore lui-même, s'il ne sait *pourquoi, quand* et *comment* il doit vivre et mourir dans la nature?...

L'homme étant créé pour le travail et pour vivre en société, le travail est un des premiers mobiles de sa vie; il l'honore, l'enrichit, le répare et le vivifie; l'inaction, l'oisiveté, le rend infirme, le dégrade, le déshonore et le tue. L'homme oisif est une lampe sépulcrale, et parce que la société fait sa gloire et sa sollicitude terrestres, les rapports de travail, de produits, d'industrie et de commerce qu'il a avec elle l'obligent d'en faire une étude spéciale et profonde pour la connaître, l'aimer et la servir, s'il veut s'en rendre digne; et c'est là le vrai secret de la prudence. Connais avant d'aimer, dit Lavater, et connais tes semblables...

Aussi la connaissance intègre de l'homme a fixé de tout temps l'attention des hommes de bien, des philosophes, des vrais sages et des vrais savants.

Et c'est par induction de la connaissance de l'homme, sain et malade, que J.-C. lui-même ordonna à ses disciples de *consoler, soulager et guérir les malades : Curate infirmos* (Matth., X, 9, etc.) En effet, le plus noble, le plus saint usage que l'homme puisse faire de sa raison et de sa vie, c'est de la consacrer au soulagement de l'humanité souffrante! — La première dignité du médecin est la guérison, ou du moins le soulagement des malades; les noms les plus pompeux n'ajoutent rien à cette dignité première. Pour traiter, consoler, soulager et guérir l'homme, il faut le connaître dans ses principes et dans ses modes d'être, l'observer dans ses rapports moraux et physiques; sans cela tout traitement devient téméraire, infructueux, plus ou moins suspect, dangereux et même funeste ; car la guérison des maladies dépend :

1° Du discernement des causes ;
2° Du choix des moyens ;
3° Et de l'opportunité.
Tout l'art de guérir est là.

Discernement des causes. — Elles sont externes ou internes et parfois simultanées ; récentes ou chroniques, simples ou compliquées, morales ou physiques, souvent simultanées ; humorales ou solidistes, souvent simultanées encore ; — spasmodiques ou atoniques, sanguines ou séreuses, ou bilieuses, etc. La connaissance de ces causes est le résultat de la connaissance intègre de l'homme, c'est-à-dire du jeu des sympathies des trois puissances qui modifient la matière animée dans l'exercice des fonctions organiques.

Les *causes externes* sont les troubles ou désordres des fonctions de la peau, que détermine l'action de l'air, de l'eau, du froid, de la chaleur, de la lumière, des climats et de la vicissitude des saisons.

Les causes internes sont les effets ou résultats de l'inaction et de la dépravation du chyle.

Choix des moyens. —C'est par le discernement et la connaissance des causes que l'on opte et motive d'abord le plan du traitement ; et c'est par la propriété, l'action, les combinaisons, la nature des médicaments qu'on en formule la préparation dans l'indication et contre-indication thérapeutique.

Opportunité, occasio sceleris, Hipp. — Comme la vie humaine varie et se modifie à l'infini, l'observation, l'inspection du pouls, du visage, des urines, des fonctions de la peau, de l'état des solides et des fluides, manifestés par les signes d'un langage de la nature voilée, découvrent les moments propices qu'il faut saisir pour en faire avantageusement l'application. *Finis coronat opus, nec plus ultra!* Et le discours n'est donc plus nécessaire, parce qu'il ne s'agit que de faire.

BLANCHON,

médecin, membre de l'académie.

RÉSUMÉ

DU SYSTÈME RASPAIL,

RÉFORMÉ ET RÉDUIT A SA PROPRE VALEUR.

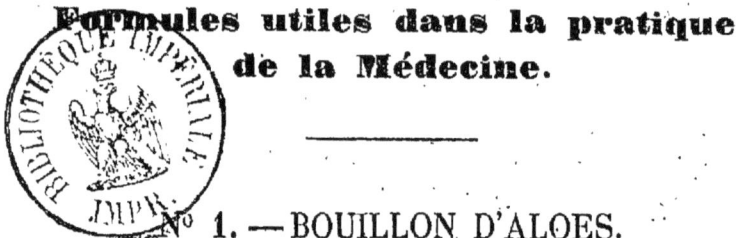

***

Formules utiles dans la pratique de la Médecine.

***

1. — BOUILLON D'ALOES.

Prendre aloès succotrin, de 5 à 25 centigrames (de 1 à 5 grains), d'aloès concassé par grumeaux, les mettre dans la première cuillerée à bouche, que l'on remplit de bouillon ; on avale d'une seule gorgée, et on mange le bouillon aux herbes par-dessus.

Ce bouillon est hépatique, apéritif, stomachique, vermifuge, antiglaireux et purgatif. Son usage est plus ou moins utile dans la jaunisse, l'hépatite, les obstructions des viscères, la gastrorrhée, la fièvre muqueuse, le muguet, l'hypocondrie, le flux hépathique, la diarrhée séreuse, l'anorexie, la dyspepsie, la chlorose et la débilité des viscères.

Mais son usage est contre-indiqué dans l'entérite, la métrite, la néphrite, la cystite, la gastrite, la splénite, la céphalite, la péritonite, la frénésie et autres maladies inflammatoires. Les personnes séro-bilieuses seules en peuvent faire usage. Les sanguins, les nerveux, doivent s'en abstenir, surtout dans l'état de spasme ou d'inflammation.

No 2. — BOUILLON AUX HERBES.

Il est composé de :

Eau......................	un litre ;
Epinards................	une poignée ;
Cerfeuil.................	une poignée ;
Ciboule, une tête, ou bien, cresson...............	une poignée ;
(Dans le midi on remplacera le cresson par le pourpier.)	
Beurre..................	une cuillerée ;
Sel de cuisine...........	une grosse pincée.

Faire bouillir ensemble pendant une heure. Je supprime l'*oseille*, parce qu'elle est *très-acide*, et la remplace par les *épinards*, qui sont *adoucissants* et *rafraîchissants*, les *amis du ventre* et *de l'estomac*. Le *pourpier* remplacera avantageusement la *ciboule* et le *cresson* de fontaine, qui sont rares en plusieurs localités.

Ces bouillons, sans aloès, sont *apéritifs, rafraîchissants*, et leur usage est salutaire, même dans les *inflammations ;* mais l'aloès en rendrait l'usage onéreux dans ces dernières.

No 3. — BAINS SÉDATIFS DE RASPAIL.

Pour grande baignoire, après les deux ou trois premiers seaux d'eau, versez dans le baignoire :

Ammoniaque saturée de camphre	200 gr.
Sel de cuisine................	2 kilog.

Achevez de remplir la baignoire jusqu'à la hauteur voulue, et agitez l'eau avec deux grosses pelles rougies au feu.

N. B. On prépare l'ammoniaque saturée de camphre en versant un grand verre à liqueur d'alcool camphré dans les 200 grammes d'ammoniaque et agitant le mélange dans un flacon bouché. Cela fait, on plonge le flacon dans le bain, le goulot en bas, et on l'y lave complétement.

Remarque. — Je regarde ce mélange de Raspail comme monstre, et le bain comme *ferro-alcalin*, *astringent*, *antiseptique*, à raison des substances qui le composent; et leur usage me paraît avantageux dans les éruptions putrides, pustules malignes de la peau, comme dans la terminaison de la *petite vérole*, du *pourpre*, du *scorbut*, de la *peste*, la *grosse gale*, l'*exanthème putride;* pour *déterger le tégument commun* ou *tissu cutané*, et le *tonifier* lorsqu'il est *mou* ou trop *relâché*. Dans tout autre cas, son usage nous paraît plus *onéreux* qu'*utile*, parce qu'étant de *nature astringente*, il peut répercuter les matières morbides.

N° 4. — CALOMELAS (MERCURE DOUX) A LA VAPEUR.

Prendre :

Calomélas pulvérulent......	10	centigrammes
pour un adulte, ou bien.	5	id.
pour un enfant au-dessous de cinq ans;		
Cendres de fougère........	4 grammes.	
Miel blanc..............	q. s.	

Pour un opiat de molle consistance, mêler. Dose : la moitié le matin à jeun et le restant le soir, observant

de boire un bol de tisane de chicorée et de patience
(formulée contre les *calculs*, voir ce mot) par dessus
l'opiat, pour le délayer dans l'estomac. Raspail le
donne seul ; mais alors il peut causer la chute des
dents.

Administré de la manière formulée, il est un *fondant antiglaireux* par excellence contre les *obstructions des viscères*, et nommément du *mésentère*, le *carreau*, la *nouure*, l'*atrophie* ; on en réitère l'usage pendant dix jours.

N° 5. — DU CAMPHRE ET DE SES PROPRIÉTÉS.

De tout temps le camphre a été reconnu comme
un excellent antispasmodique, antiseptique. Il n'est
donc pas surprenant d'en voir réaliser les bons effets
dans les maladies *septiques, gangréneuses, spasmodiques*. Mais dans l'*atonie des solides* et la *densité des fluides*, qui oblitère les vaisseaux lymphatiques,
l'emploi du camphre est inutile ; tandis que dans ce
dernier cas l'emploi des *exutoires* ou *vésicatoires* devient indispensable, ainsi que celui des *fondants antiglaireux*, des *dépuratifs* et des *vomi-purgatifs*,
pour dégorger les *viscères*, les *glandes* et les *vaisseaux embarrassés. Ainsi*, optez maintenant. Dans
les *spasmes nerveux*, employez le camphre à l'extérieur et à l'intérieur, ainsi que dans les maladies
charbonneuses, gangréneuses. Mais dans la *pléthore séreuse*, le *relâchement des solides*, la *chlorose*, l'*atonie des solides*, les *rhumatismes anciens* ou *chroniques*, employez les excitants susénoncés et cessez
l'emploi du camphre. Il n'est soluble que dans l'*alcool*, l'*eau-de-vie* et les *jaunes d'œuf*. Raspail en mésuse par profusion, en en faisant la médecine universelle.

N° 6. — ALCOOL CAMPHRÉ.

Alcool à 44°........ 500 grammes.
Camphre........... 150 grammes. Mêler.

La dissolution se fait instantanément.

Usages. — On l'emploie en frictions, en lotions, en injections, même sur les ulcères sordides, gangrénés ou pourris ; et en compresses, pour déterger les plaies, sur les engelures. Raspail l'ordonne en *boisson* même, mêlée avec de l'*eau* ; mais nous pensons que *l'usage interne de l'alcool*, même camphré, énerve et incendie, et que l'huile camphrée est très-utile dans la *dyssenterie*, l'*entérite* et autres *fièvres putrides;* mais alors on associe le camphre à l'*huile d'amande,* à celle de *ricin*, de *lin*, de *chanvre*, selon le but qu'on se propose. L'*action,* le *but,* l'*art,* l'*observation* et l'*opportunité* motivent les combinaisons des divers moyens de guérison.

N° 7. — POMMADE CAMPHRÉE.

Prendre :

Axonge ou graisse de porc.... 100 grammes.
Camphre dissous dans q. s. de
   jaunes d'œuf............. 30 id.

Piler l'axonge séparément dans le mortier d'une part, et faire dissoudre le camphre dans les jaunes d'œuf battus et délayés dans le mortier de verre d'autre part. Mêler ensemble pour une pommade adoucissante, antiseptique.

Usages. — Ainsi préparée, elle adoucit la peau, *déterge les ulcères sordides.* Elle diffère de celle de

Raspail par sa *couleur jaune*, que lui imprime le jaune d'œuf; tandis que celle de Raspail est *blanc laiteux*, mais plus excitante sur la peau et sur les plaies, qu'elle enflamme, tandis que la nôtre en adoucit les fibres et calme les douleurs. On l'applique en *frictions*, en *lotions*, en *compresses*, etc.

No 8. — CÉRAT CAMPHRÉ.

Prendre :

Cérat de Galien, préparé selon l'art **100** grammes.
Camphre en poudre.......... **30**   id.

Faire dissoudre le camphre dans q. s. de jaunes d'œuf, et mêler ensemble. On peut la rendre verte et anodine par l'addition du laudanum ou du baume tranquille. On l'emploie comme la précédente, et dans *l'état de spasme*, en *frictions* sur l'abdomen, dans l'*entérite*, la *néphrite*, la *cystite*, etc.

No 9. — EAU SÉDATIVE.

Prendre :

Ammoniaque liquide, à 22°... **60** grammes.
Alcool camphré.............. **10**   id.
Esprit de sel fumant (acide mu-
    riatique).................. **12**   id.
Eau........................ **1** litre.

Mêlez ensemble.

Son usage est très-utile dans les maladies de la peau et les affections herpétiques, pourvu qu'on l'emploie *tiède*, en tenant la bouteille qui la contient dans l'eau chaude ou au *bain-marie*. Son action est plus sûre par l'addition d'un gramme de *carbonate de potasse*. Ainsi préparée, je l'emploie journellement avec succès contre la *gale*, la *lèpre*, les *dartres*, les *rhumatismes aigus* et *chroniques*, comme *résolutive* ; car elle divise ainsi la lymphe épaissie, accélère la circulation ralentie, atténue les humeurs grossières compactes, *lubrifie la peau* et en rétablit les fonctions ralenties.

N° 10. — EAU D'HUITRES RÉFORMÉE.

Faire calciner des écailles d'huitre, pulvériser la cendres et prendre de cette cendre..   20 grammes.
Eau de fontaine...............   1 litre.
Carbonate de potasse.........   40 décigram.

Faire dissoudre le tout ensemble dans un litre d'eau, et y ajouter du sirop de fleur d'oranger 30 grammes. Dose : une verrée par heure, tiède ou froide.

Usages. — Comme lithactreptique, dans le traitement des *aigreurs acides*, de la *fièvre bilieuse putride*, de la *dyssenterie*, de la *néphrite*, des *graviers*, de la *pierre de vessie*, de l'*ardeur d'urine*, de la *dysurie*. Celle de Raspail, étant salée, diffère de celle-ci.

N° 11. — EAU DE GOUDRON.

, Prendre goudron liquide de Norwège, en rincer un pot dans l'intérieur ou bien une bouteille, verser, et puis rincer ces vases à grande eau pour détacher le goudron adhérent aux parois du vase. Le même vase peut ainsi servir plusieurs mois ; l'eau s'y goudronne par un séjour de vingt minutes. Lorsqu'elle paraît trop forte, on en prend une cuillerée par verre d'eau. Si on en mêle au vin, elle lui donne l'odeur de rancio ou des vins d'Espagne.

Nota. — Raspail, outré dans ses prétentions, dit qu'elle provoque les urines, qu'elle embaume la circulation et qu'elle est l'auxiliaire du camphre, qu'elle peut s'employer en boisson, en injections, en bains de siége, etc.

Nous la regardons comme détersive, vulnéraire, aromatique, antiseptique, et partant, propre à déterger et incarner les ulcères internes et externes, et ce, malgré tous les aveugles préjugés du peuple, les erreurs et défauts d'art des médecins..

Nº 12. — TISANES.

LEURS MODES DE PRÉPARATION.

Il suffit de savoir qu'il faut préparer les tisanes des bois et des racines par décoction; celles des fleurs, poudres et feuilles, par infusion.

Nº 12. — VIN BLANC DE GRENADE COMPOSÉ.

Prendre :

Ecorce et fruits de grenadier...	30	grammes.
Racine de gentiane fraîchement coupée............	4	id.
Agaric blanc....	1	id.

Mettre le tout ensemble dans deux litres de bon vin blanc de Vivarais de l'année, ou de celui de Malaga, et faire macérer à froid pendant trois jours. Filtrer, et ajouter au liquide : carbonate de potasse, un gramme. Mêler. Dose : une petite verrée le matin à jeun et à chaque repas.

Remarque.— Ce vin, ainsi préparé, est non-seulement *vermifuge*, *fébrifuge*, *hépatique*, *astringent*, *cordial*, *apéritif*, *stomachique*, *tonique*, *dépuratif* par excellence, mais il est *purgatif*, *antiglaireux* chez les lymphatiques

Usage. — Dans la *stérilité* par *atonie*, la *chlorose*, le *rachitis*, les *obstructions*, le *ver plat*, les *fièvres d'accès*, les *fièvres muqueuses*, *bilieuses putrides*, l'*anorexie*, la *dyspepsie*, l'*estomac froid et débile*, la *pléthore séreuse*, l'*anasarque*, la *cachexie*, l'*atrabile*, l'*anémie*, la *paralysie par atonie*, etc. Il est contre-indiqué dans le *spasme* et toutes les *inflammations*, la *gastrite*, l'*entérite*, la *métrite*, la *méningite*. la *splénite*, la *néphrite*, la *cystite*, etc. (Voir ces mots a la *Méd. naturelle*.)

Nº 13. — INFUSIONS. — DÉCOCTIONS. — MACÉRATIONS.

Les décoctions sont des tisanes obtenues en laissant bouillir, soit les racines, soit les bois, soit les écorces, dans l'eau.

Les infusions sont des fleurs, des feuilles, des poudres que l'on dépose dans l'eau bouillante, et que l'on retire du feu et laisse ainsi tremper dans le même pot couvert, sur les cendres chaudes, comme du thé, pendant une demi-heure au moins et une heure au plus.

Les macérations sont des *teintures* ou *dissolutions* de substances solides dans des liquides, tels que l'*alcool*, le *vin* et l'*eau*. Le *café* est une décoction ; le *thé*, une infusion ; les *vins*, les *élixirs* officinaux, des macérations.

Nº 14. — LAVEMENTS (BUT, ACTION DES).

Les lavements sont des liquides composés ou simples, émollients, rafraîchissants, adoucissants, calmants, excitants, antiseptiques, purgatifs, astringents, etc., selon le but qu'on se propose, ou suivant l'indication, qu'on introduit dans le rectum par l'anus au moyen d'une seringue ou d'un clysopompe. Ce dernier est beaucoup plus commode.

Il faut :

Rafraîchir et ramollir, dans les inflammations ;
Adoucir et délayer, dans les irritations ;
Calmer, dans les grandes souffrances spasmodiques ;
Exciter, fortifier, dans l'atonie ou débilité des viscères ;
Déterger et dessécher, dans les maladies septiques ou putrides ;
Purger, dans la gastrorrhée, les aigreurs, les fièvres putrides ;
Resserrer, dans le prolapsus, la descente du rectum, l'hernie et les hémorragies utérines ;
Faire vomir et purger, par des lavements préparés avec une décoction de feuilles de tabac, dans l'apoplexie séreuse, la paralysie, le coma-vigi, le carus, la catalepsie et la léthargie. (Voir ces mots à la *Méd. naturelle.*)

Mais les lavements n'aboutissent ou ne parviennent qu'à la partie postérieure du ventre et dans les gros intestins. Il faut traiter l'estomac et les intestins grêles par la bouche et par des tisanes appropriées.

N° 15. — SINAPISMES. — CATAPLASMES. — BAINS.

Ce sont des topiques ou remèdes externes préparés avec des *farines*, des *graines*, des *feuilles*, infusées dans l'*eau*, le *vinaigre*, et délayées en molle consistance, que l'on applique sur différentes parties du corps, dans le but d'y attirer la chaleur et le sang, raréfier, *déplacer les fluxions humorales* qui coulent dans les *viscères*, et de les *attirer* du centre à la superficie du corps, et du *tronc* vers les *extrémités*, par les *cataplasmes* et les *bains de farine de moutarde*, les *pédiluves* et *maniluves*. Les autres cataplasmes sont employés dans le but de *calmer, ramollir, adoucir* les parties enflammées. Ils sont employés également dans le but de *résoudre, fondre, diviser, faire suppurer* les *liquides dépravés*, qui, par *épanchements*, *dépôts, congestions* ou *amas*, *fluxions, aberrations*, forment des *métastases, tumeurs, abcès* et autres *anomalies* déterminées par les *engorgements des vaisseaux*, des *glandes* et des *viscères*. (Voir ces mots à la *Méd. naturelle*.)

N° 16. — SIROP ANTISCORBUTIQUE.

Prendre :

Feuilles de cochléaria.........	250	grammes;
Id. de trèfle d'eau.......	250	id.
Id. de cresson de fontaine.	250	id.
Racines de raifort sauvage.....	250	id.
Oranges amères.............	250	id.
Cannelle fine...............	4	id.
Feuilles de pourpier..........	120	id.

Faire macérer pendant huit jours dans deux litres de bon vin blanc de Malaga, ou de Roussillon, ou de Vivarais mousseux. Filtrer. Dose : une cuillerée à bouche tous les matins, et autant dans un bouillon, à chaque repas, aux individus scorbutiques , scrofuleux, chlorotiques. C'est un excellent remède *stomachique* dans la *pléthore séreuse* pour les *tempéraments sero-lymphatiques.* (Voir ces mots à la *Méd. naturelle.*)

Nº 17. — SIROP DE CHICORÉE.

Prendre :

Feuilles ou racines de chicorée sauvage......................	55 grammes ;
Racines de patience..........	12 id.
Id. de rhubarbe..........	20 id.
Sucre......................	500 id.

Faire bouillir la chicorée et la patience dans 700 grammes d'eau, jusqu'à réduction de moitié. En ôtant du feu, verser dans le liquide la racine de rhubarbe coupée par petits morceaux. Laisser infuser et macérer jusqu'au lendemain matin. Filtrer, et ajouter le sucre dans le liquide, qu'on fera cuire à perler, de consistance de sirop, pour y incorporer le sucre. Dose : par cuillerées.

Propriétés. — Il est dépuratif, apéritif, laxatif, stomachique, absorbant.

Usages. — Contre les *obstructions des viscères*, la *gastrorrhée*, le *carreau*, les *glaires*, la *fièvre muqueuse*, l'*anorexie*, la *dyspepsie*, la *paresse du ventre*, la *faiblesse d'estomac*, les *aigreurs*, pour tenir l'*estomac* et le *ventre libres.*

Nᵒ 18. — VINAIGRE CAMPHRÉ.

Faire dissoudre 30 grammes de camphre en poudre dans q. s. d'eau-de-vie, et ajoutez-y un litre de vinaigre rectifié.

. *Usages.* — Comme antispasmodique et antiseptique, on l'emploie, étendu avec de l'eau de son, en *lavements*, dans les *fièvres putrides pestilentielles*, dans la *dyssenterie*, pour *purifier l'air concentré des appartements*; en *lotions*, sur l'*abdomen*, l'*épigastre* et le *front*; dans la *péritonite*, l'*entérite*, la *gastrite*, la *méningite* et autres *maladies inflammatoires*. (Voir ces mots à la *Méd. nat.*)

N. B. Nous venons de réformer le système Raspail tout entier, avec la plus grande exactitude et une *intègre impartialité*, selon la *vérité*, *l'action péremptoirement examinée de ses médicaments*, afin que le public en connaisse la *portée*, dans un but d'*utilité*, pour qu'il soit désormais prévenu contre les *erreurs* et les *déceptions* que le *système Raspail présente* par ses *jactances* et par ses *exagérations outrées*, dont la société serait *dupe* et *victime*, si notre polémique ne mettait en évidence les assertions arbitraires et tous les prestiges de ce *jongleur*, d'une part.

Et d'autre part, ma *conscience* et mon *devoir* m'ont imposé *l'obligation rigoureuse de conserver*, *réformer* et de *transcrire les formules des remèdes efficaces* que sa doctrine renferme, afin que le public les *connaisse*, les *distingue*, les *apprécie* et les *emploie* avec *choix*, *opportunité*, *discernement* et *connaissance de cause*.

Finis coronat opus!

2*

POLÉMIQUE DE L'AUTEUR
CONTRE RASPAIL.

Populus vult decipi! Jusqu'à quand le genre humain sera-t-il la proie livrée à l'empirisme aveugle du charlatanisme médical, qui, par une *hardiesse éhontée*, une *cupidité* sans borne, exploite la crédulité publique, et par une ignorance déplorable en impose à la multitude *per fas et nefas*, paralyse et déshonore l'art de guérir par des prestiges chimériques? Jusqu'à quand la vie des hommes, si précieuse, sera-t-elle sans cesse compromise par la routine absurde de cette *foule d'aventuriers* qui en font un *trafic* honteux, par une spéculation mercantile, en contemplant vainement les malades comme le renard le buste de Phèdre, et se targuant du *nom pompeux de docte*, comme le *baudet chargé de reliques? L'état actuel du peuple malade ressemble à celui des animaux attaqués de la peste!* Touché du sort malheureux des citoyens, qui sont tous mes amis et mes frères, j'ai résolu de mettre en évidence les *abus flagrants*, *tolérés* et *méconnus*, au détriment de la société, en prenant pour règle la *vérité* des *principes* dans les *rapports des faits*, *l'équité* de *conscience impartiale*, et la *juste application des moyens thérapeutiques*, que l'humanité a droit d'attendre de *ma paternelle sollicitude.*

La critique est aisée, mais le jugement difficile. Les *faits* seuls constituent la *pierre de touche* contre laquelle la *lumière* de la *raison naturelle* dissipera les *erreurs* et les *préjugés* populaires.

Raspail, *soi-disant le docteur des ignorants*, *le conducteur des aveugles*, *la lumière des simples*, *le singe des vrais sages et des vrais savants*, a donc grand *besoin* qu'on *l'instruise* lui-même, parce qu'il est lui-même *aveugle*, *ignare*, *présomptueux*, marchant dans les *ténèbres* où il *ensevelit les ignorants*; car si un aveugle conduit un autre aveugle, tous les deux périront dans les écueils de leur aveuglement. Nul ne peut donner que ce qu'il a. Raspail, étranger à l'art de guérir, en ignore les *principes* et les *rapports*, et ne peut apprendre au vulgaire ce qu'il ne *sait pas*. Parmi l'étalage des remèdes qu'il préconise, il en est certains qui sont plus ou moins utiles dans certains cas; nous lui en rendrons justice et tenons compte. Les voici.

FAITS VÉRIDIQUES DE RASPAIL,

Appréciés dans leur but d'utilité, et réduits à leur propre valeur.— Erreurs et absurdités réfutées.

Ayant le *Manuel annuaire de la santé*, par Raspail, sous les yeux, page 2, n⁰ 3 : « On fait, dit-il, trop » la morale sombre, ennuyeuse ; on ne parle pas assez » physiologie à la jeunesse de notre temps. » C'est vrai, *l'instruction morale et l'éducation physique* sont en défaut pour *l'intègre développement* des *facultés intellectuelles* et des *forces physiques*. L'esprit ne peut faire de progrès lorsque le corps dépérit, parce que ces deux êtres sont étroitement unis par des rapports sympathiques du système nerveux qui les unit.

Dieu se manifeste à l'homme par ses *œuvres*, et l'homme lui-même est le *chef-d'œuvre* du grand ouvrage de la *création*. Partant, la *connaissance de l'homme* est le principe de la *connaissance de Dieu* et de *l'univers* : parce que l'homme lui-même est la *vivante image* de Divinité ; — parce que le *cœur humain* est le *temple* de Dieu ; — parce que dans l'univers tout se rapporte, s'unit, s'assimile à l'homme ; — parce que dans l'univers tout fut fait et créé pour l'homme, afin qu'il en usât pour une bonne fin, et parce que l'homme fût fait et créé pour Dieu. La *morale naturelle, physique, évangélique,* est la première et la plus sublime, à juste titre. Par elle l'homme devient l'interprète de Dieu et de ses œuvres ; hors d'elle les utopies controuvées ne sont que vanité, des fictions arbitraires. L'hypocrisie est le plus grand crime dont l'homme soit coupable, parce qu'elle fausse sa conscience et le rend imposteur dans sa conduite et dans ses actes. Elle est donc le germe de tous les vices, la source féconde de l'ignorance, mère de tous les désordres.

« L'homme sage est l'homme complet et à l'état
» normal, dit Raspail, même page ; le but de la so-
» ciété est de n'en avoir que de tels, et de les pro-
» créer forts de corps et d'esprit, et de les préserver
» des accidents funestes, etc. »

Nous disons à l'appui, que l'homme *intègre* est l'homme *sage* et *prudent :* — *sage*, s'il se connaît dans ses principes et dans ses rapports ; — prudent, s'il connaît ses semblables : car celui qui s'*ignore* est un *aveugle* et un *insensé ;* et celui qui *méconnaît la société,* est incapable de la *servir.*

Page 3. « Nous trouvons-nous, dit Raspail, au-
» jourd'hui dans de telles conditions sociales ? Non.
» La santé et la morale rencontrent mille écueils pour
» faire naufrage, et bien peu de ressources pour être
» ramenées au port. » C'est vrai, mais les progrès des sciences physiques, physiologiques et autres naturelles, commencent de l'éclairer et de le soustraire de la nuit des temps, où il a été jadis enseveli ! La subordination des hommes *a été, est,* et *sera néces-*

saire, même indispensable, pour *l'ordre* et la *conser-*
vation de la société. Malheur à celui qui sera un
sujet de scandale au plus petit enfant des hommes,
car il en recevra des châtiments sévères, dit l'Ecri-
ture : œil pour œil, dent pour dent!.... Même page,
n° 5, Raspail dit : « On se plaint depuis deux mille
» ans que le langage de la médecine soit un jargon
» inintelligible au malade ; que les moyens de guérir
» soient tour à tour prônés et décriés par les pontifes
» du temple (Hippocrate dit oui, et Galien dit non). »
C'est vrai, et la source principale de ces dissidences
dérive du *conflit* des *systèmes arbitraires* qui ont
divisé le monde médical par *coteries*, ont rendu *l'art*
de guérir conjectural, et l'ont rempli *d'incohérences*.
Mais à Dieu ne plaise d'attaquer les *priviléges* de la
science médicale, qui sont pour le corps social le
foyer des lumières naturelles de la raison, et du
genre humain la seule garantie et l'unique espérance!
En dehors des hommes de l'art légalement reconnus,
la jonglerie et la routine absurdes ne sont que dange-
reuses à la vie, et les instruments audacieux de la mort.

Telle est, Messieurs, la *moralité légale* que la *so-*
ciété a droit d'attendre de celui qui, en exerçant l'art
de guérir, se voue à son service. A chaque pouvoir
son œuvre ! *ad rem*. Tout médecin est homme : *omnis*
homo mendax, partant, sujet à se tromper, comme
le reste des hommes ; car *l'infaillibilité* est au-dessus
de la condition humaine. Mais quel est l'homme sage
et prudent qui ne se trompe pas ?.... Les législateurs
sont différemment interprétés par des cours différentes avec des faits analogues et des règles positives.
Et si Raspail a la sotte prétention de traduire le médecin de droit au tribunal de Molière, le volcan de
la démagogie l'a déjà traduit .... au tribunal
de la raison légale et à l'asile de .... Qu'il se
repente de sa faiblesse et .... par ces pa-
roles : *Pœnitet me peccat* ....

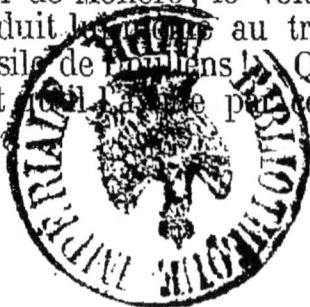

L'incurabilité des maladies résulte : 1º de *l'incuriosité*, de *l'incurie* des malades; 2º de la *nature*, des *progrès*, et de la *complication* des maladies; 3º de *l'impéritie et du défaut d'art des médecins*. « *Errata medicorum terra occultat, beneficia au-» tem sol illustrat.* » (*Socrate*, lib. III, pap, lib. 8.) Mais où trouver des hommes parfaits pour les élire médecins? Nulle part; il faudrait avoir recours aux *anges*, qui sont de pures intelligences.

Même page, nº 6, Raspail est dans *l'erreur* matérielle et morale, de dire *ridicule* qu'un corps d'hommes de l'art, revêtus par la *loi* de la plus *haute magistrature sociale*, ne soit pas organisé à *l'instar* de toute autre *magistrature*, et ne présente pas la *hiérarchie* comme garantie des actes de chacun de ses *magistrats*. Le corps médical est légalement organisé comme il doit l'être, et c'est en vain qu'il empiète lui-même au temple d'Esculape, et qu'il frappe à la porte qui lui en est fermée et à jamais interdite!... Et *nul imposteur* ne peut qualifier de *charlatans* ou *d'empiriques* que les *vagabonds errants, sans droits ni titres, les disciples de Raspail*, le *soi-disant seul médecin privilégié de la nature, d'une origine tout à fait exceptionnelle au reste des hommes! Insensé, que fais-tu?*

Devant tous les hauts faits que ton orgueil t'apprête,
Vois de ta vanité les funestes effets,
Et combien de tourments sont pendus sur ta tête!...

(*Traité du vrai mérite.*)

Hélas! c'est bien ici le cas de dire : *Ne sus Minervam*. Raspail est un de ces fous qui vendaient la sagesse en parcourant les rues et carrefours avec une besace posée sur leurs épaules. Et ce n'est pas au fou Raspail à blâmer la *sagesse* naturelle ou *médicale* que la raison légale avoue, que les temps évoquent et que la société revendique. La réforme du corps médical est pressentie et désirée ; mais le soin de l'opérer est réservé à des hommes érudits consommés dans les études de la nature, à des plumes plus savantes que celles de Raspail. Loin de nous les *disciples de Raspail*, tout au plus capables de se *jouer* du vulgaire *circonvenu* par des *utopies* et *d'insidieux prétextes !*

A la page 4, Raspail affirme que la médecine n'est pas une science, mais un tâtonnement, n° 9. Son assertion nous fait pitié, parce qu'elle est motivée par *l'ignorance*, *l'arbitraire* et le *caprice*.

A la page 5, Raspail se récrimine de ce que « le » *médecin consciencieux avoue son impuissance aux* » *parents du malade, après un ou deux mois de tâ-* » *tonnements ou de traitement infructueux.* » Je réponds qu'il vaut mieux être *prudent que téméraire*, *éhonté, comme Raspail et ses disciples*, qui prétendent guérir tous les malades, comme munis du pouvoir exclusif de ressusciter les morts, alors même qu'il n'est pas au pouvoir des plus grands médecins de guérir tous les malades ; alors même que tous les hommes sont mortels, que Raspail est mourant, et qu'il *n'est pas honteux* mais *prudent* d'avouer son *impuissance* ou son *ignorance* pour le *bonheur*, *l'avenir* et la *libre sécurité du malade*, que Raspail *captive* par *d'illusoires promesses* d'un pouvoir qu'il n'a pas. — S'il y a des cas où *l'impéritie* et le *défaut d'art du médecin* l'obligent de s'entourer du conseil de ses confrères, pour *réformer son jugement* (diagnostic médical), sa conduite n'est selon moi que plus louable ; et il en est d'autres où le *grand âge*, la *négligence* des malades, la *nature*, la *marche* et la *complication des maladies*, rendent l'art de guérir infructueux. Ce n'est donc pas *caprice*, mais *raison* et *bon sens*, dont Raspail est dépourvu.

Raspail trouve étrange que la cause des maladies

soit la « *dépravation* ou *altération* morbide du sang
» chez un individu malade, — celle de la bile chez
» l'autre, — du système nerveux chez un autre. »
Et c'est parce qu'il ignore lui-même les *causes premières* et *secondaires* du *mode* d'*être* de ces *individus;* car la raison naturelle et l'expérience journa-
lière confirment ces genres de maladies dans leurs
espèces. Et dans cela Raspail a *menti* dans son *défi
imposteur* et *perfide* en présence des *faits évidents*
et péremptoirement établis.

Dans notre *Médecine naturelle*, Raspail lira *pourquoi*, *quand*, et *comment*, *le sang*, la *bile*, l'*albumine* et les *nerfs* sont la cause de ces maladies;
pourquoi, *quand et comment il faut faire ou ne pas
faire tels ou tels médicaments*. Rien de si absurde
que l'assertion par laquelle Raspail affirme (p. 5, n° 10)
que le *malade* ou ses *parents* se *constituent* « les *juges*
» du mérite du *médecin* et de l'*opportunité* de ses
» *ordonnances;* qu'ils doivent les *juger en connais-
» sance de cause*, et avec autant de *prudence* que de
» *bonne foi.*» C'est *jeter de la poussière aux yeux
des aveugles*. Le malade n'est pas *initié* dans l'*art* de
guérir pour *juger* de *prime abord l'art* ni le *mérite*
du *médecin*. Il n'est pas non plus capable de *saisir*
le *moment opportun*, qu'il *ignore*, puisqu'il n'est pas
médecin.

A la page 6, Raspail se contredit, en affirmant
qu'il y a des médecins qui *préfèrent sacrifier* leur
nom, leur *clientèle*, que la *vie* ou la *santé* de leurs
clients; et cela est fort *juste*, car nul ne doit faire
de *victimes* aux dépens de sa *réputation*. Mais si
l'*auri sacra fames* en porte d'autres à cacher leur
ignorance, presque toujours présomptueuse, et leurs
erreurs, qu'il serait louable d'avouer dans l'évidence, lui-même est de ce nombre d'aventuriers.

Passant en revue le nouveau système Raspail,
dans une équitable et loyale impartialité, nous

allons exposer en peu de mots les cas de réprobation et ceux d'utilité de sa méthode exclusive, par laquelle il prétend *régénérer* et *guérir* tous les hommes. Et puisque, à la page 8, Raspail a l'*impudence* de *défier* toute la « *faculté* de *médecine* en *bataillon » serré*, de *démontrer* que sa médecine, adoptée » dans les termes de son livre, offre le moindre dan- » ger et compromette les malades, » c'est là le *tu autem* et la fin de cette polémique.

Le *remède le plus simple*, fût-il *inoffensif* dans certains cas, par une *contre* ou *fausse application*, *est un moyen plus ou moins dangereux entre les mains des ignorants;* tandis que les *poisons* les plus *héroïques*, *sagement et prudemment administrés*, *sont d'excellents remèdes entre les mains d'un médecin instruit*. Ce n'est pas que je loue l'application des *poisons à la mode;* au contraire, je m'en *méfie* avec d'autant plus de *raison*, que je n'en fais presque jamais usage. Et tous les hommes de *bien* ont, non-seulement pour armes de combat des polices hautes ou basses, passez-moi l'expression de Raspail, pour combattre sa *doctrine immorale*, *absurde et ridicule*, mais les *frictions indécentes*, *scandaleuses* pour le *sexe chaste qui s'honore et qui se respecte;* et certes ce ne sont point des *calomnies*, mais des *indécences immorales*, *évidemment connues*, capables de compromettre l'*honneur* et la *sécurité* des *familles*. Et s'il vous plaît, pourquoi ce faire? Pour *pratiquer la médecine iatraliptique*, que tout parent peut employer lui-même dans ses besoins domestiques, d'une part.

D'autre part, *l'eau sédative*, employée froide en *frictions* par les disciples de Raspail, utile dans l'*atonie* et la *chaleur excessive de la peau*, est contraire dans l'*état de spasme*, *d'engorgement des vaisseaux lymphatiques*, parce qu'elle supprime la *sueur*, la *transpiration*, qui sont des excrétions très-importantes dans l'ensemble des lois de la vie, et produit des tumeurs blanches.

En voici un exemple : 1° Le sieur P...., porteur de contrainte, demeurant au Puy, étant affecté d'un rhumatisme universel, se fit frotter avec de l'eau sédative sur toute l'habitude du corps par le nommé F.... adepte charlatan du docteur Raspail, et il ne tarda pas à se former un engorgement des muscles peaussiers du cou, par suite d'immersions de *l'eau froide* susdite, pratiquées sur la tête, et des *tumeurs blanches* à chaque côté de la *cuisse* et du *genou gauche*, par l'effet de ces *frictions* aqueuses, que je fus obligé de combattre et de neutraliser plus tard, par l'*application* des *vésicatoires* mêmes que Raspail nomme *poison*. Je pourrais citer un grand nombre de faits analogues, si mon but n'était d'abréger les récits pour éviter des redites.

2. L'huile camphrée de Raspail est très-utile dans les névroses aiguës spasmodiques, employée en frictions après les bains ou les étuves ; mais l'usage de ce topique est plus ou moins contre-indiqué dans l'atonie des solides ; et à raison du discernement de cause, si nécessaire et que des ignorants ne peuvent faire, l'usage de ce liniment requiert la présence ou l'ordonnance d'un homme de l'art légalement reçu.

3. L'aloès, que Raspail préconise dans les bouillons aux herbes, est un purgatif drastique plus ou moins utile dans la gastrorrhée, et plus ou moins nuisible dans l'entérite, la péritonite, la dyssenterie, la gastrite, la néphrite, la cystite, la métrite, l'encéphalite et autres maladies inflammatoires ; et par les mêmes motifs du défaut de discernement de cause, l'usage de ce remède interne doit être interdit à tout disciple de Raspail.

4. Les bains sédatifs de Raspail présentent un certain but d'utilité dans l'achore et autres affections herpétiques de la peau par atonie, lorsque leur usage est

accompagné des tisanes dépuratives internes, que Raspail aurait dû indiquer, dans le but d'assurer l'efficacité de ce topique ; et faute de discernement des cas et des moyens accessoires, ces bains sont inutiles entre les mains des empiriques.

5. Les bains des pieds et des mains, tels que le docteur Raspail les préconise, ont les mêmes avantages et les mêmes inconvénients que les précédents.

6. Les bains des parties sexuelles qu'il indique à la page 71 de son *Manuel*, ne sont tout au plus utiles qu'à resserrer la vulve ou le vagin des femmes publiques.

7. Les avantages que Raspail déclare avoir retirés des bains de sang, contre les déviations de la colonne dorsale ou vertébrale et les ramollissements des os, sont des allégations mensongères, et des leurres d'un homme fourbe, éhonté, dont l'impudence et l'audace surpassent la malice humaine et la cupidité.

8. Le calomel est un remède plus ou moins dangereux entre les mains des adeptes de Raspail, à cause du mauvais usage qu'ils en peuvent faire, par le défaut de discernement de cause et des effets du ptyalisme ou salivation excessive, du ballonnement de l'estomac, de la phlogose cérébrale, que son abus ou son usage mal placé détermine.

9. *Camphre.* L'usage interne et externe du camphre est connu comme antiseptique et antispasmodique par l'ancienne médecine, sans que Raspail, le singe de la raison naturelle, le préconise et en abuse.

10. L'eau-de-vie et l'alcool camphrés sont les auxiliaires du camphre, lorsqu'on veut l'insinuer dans le tissu cutané par les frictions que tout homme de l'art sait prescrire, et que tout individu malade peut administrer sans indécence de nudité.

11. L'huile camphrée et térébenthinée, formulée pages 95 et 96 dudit *Manuel*, est plus ou moins détersive, antiseptique pour l'employer en lave-

ments, en injections, dans la blennorrhagie et autres flux puriformes, septiques, ou reliquats syphilitiques. Mais l'homme de l'art légalement reconnu est seul capable d'en diriger l'emploi.

12. Nous en dirons de même de ses bougies camphrées, page 96.

13. Sa pommade camphrée est plus ou moins utile dans le pansement des ulcères sordides, putrides, pour les déterger, lorsque son usage est accompagné de tisanes dépuratives internes, et des exutoires capables d'en atténuer et neutraliser les causes. Mais c'est au médecin légal à en combiner et varier l'usage. — Les frictions de cette pommade sur la peau sont tout à fait inutiles.

14. Le cérat camphré, formulé à la page 100, est un moyen chimérique pour les usages préconisés par Raspail.

15. L'eau sédative, formulée à la page 103, employée tiède, et jamais froide, est plus ou moins avantageuse dans la chlorose et le relâchement des solides, lorsqu'on accompagne son usage des bains sinapisés et des frictions résolutives, enfin des apéritifs antiglaireux internes, seuls capables de dégorger les viscères et les vaisseaux lymphatiques, et c'est aux médecins à les prescrire.

Nota. Pour faire chauffer l'eau sédative, il suffit de placer la bouteille qui la contient au bain-marie sur le feu.

16. L'eau salée, formulée à la page 112, n'est point un vermifuge comme Raspail la préconise, mais un bon tonique astringent antiseptique, lorsqu'elle est préparée avec une infusion de fleurs de bouillon blanc et de gomme arabique, dans le traitement de la dyssenterie, du muguet, et de l'anémie ou faiblesse intestinale : on l'emploie alors en boisson et en lavements. Dans tous autres cas, l'emploi de cette eau peut déterminer l'acrimonie salée ou muriatique dans

la masse des fluides : c'est au médecin à l'ordonner ou à la proscrire.

17. L'eau de goudron, formulée à la page 117, peut être utilement employée en bains et en boissons aromatiques, antiseptiques, dans l'atonie et la pâleur des fibres de la peau, et dans l'hépatisation ou débilité des viscères, dans la chlorose, la cachexie séreuse où le sang apauvri est dépourvu de ses parties balsamiques ; mais son usage externe et interne est plus ou moins nuisible dans les inflammations, la sécheresse, la raideur des solides, la maigreur excessive et dans l'état de spasme. L'option est donc réservée à l'homme de l'art légalement reçu.

18. L'iodure de potassium est un poison plus ou moins dangereux entre les mains des adeptes de Raspail. Que l'ignorant médite, et que le savant délibère.

19. Les lavements émollients camphrés, formulés à la page 127, sont plus ou moins avantageux dans la diarrhée et la dyssenterie, la lienterie ou l'*ileus*, pourvu qu'on accompagne leur usage des vomi-purgatifs d'oxymel scillitique et de sirop d'ipécacuanha, et d'exutoires externes capables de détourner la fluxion qui se porte sur le tube gastro-intestinal.

20. Les lavements vermifuges, formulés à la page 128, peuvent produire le narcotisme, le tétanos, et causer instantanément la mort aux personnes nerveuses dans l'état de spasme, et devenir utiles dans l'atonie, la paralysie et l'apoplexie séreuse. (Voir ces mots à la *Méd. nat.*)

21. Le sirop antiscorbutique de Raspail, formulé à la page 138, est un très-bon remède contre la chlorose, le scorbut, la cachexie, le rachitisme, la nouure, le crétinisme, l'atonie générale des solides, la débilité de l'estomac et des autres viscères. On peut le substituer au sirop antiscorbutique de Portal.

22. Le sirop de chicorée, formulé à la page 139,

est un très-bon apéritif hépatique ; mais je substitue l'agaric blanc au lichen d'Islande, dans le traitement de l'*hépatite chronique* et des autres *obstructions des viscères ;* il faut d'ailleurs accompagner son usage d'un *emplâtre vésicatoire révulsif,* sous la nuque, et des *tisanes hépatiques, apéritives et dépuratives.* (Voir ces mots à la *Méd. nat.*)

23. Le sirop de gomme camphré, formulé à la page 140, est un excellent remède antiseptique dans le traitement des fièvres inflammatoires putrides, à cause du camphre et de la gomme qui le composent, pourvu qu'on fasse dissoudre le camphre aux jaunes d'œuf, et qu'on retranche l'alcool camphré, plus ou moins incendiaire par sa nature. — Son usage est surtout recommandable dans la dyssenterie, la fièvre maligne putride, l'entérite, etc.

24. Son sirop d'ipécacuanha, formulé à la page 140, énerve les personnes nerveuses qui en font usage, à cause de son extrait alcoolique qui en fait la base, tandis que le même sirop du commerce fortifie.

25. Si Raspail connaissait le jeu des affinités chimiques, il n'aurait pas oublié de faire dissoudre le camphre dans l'eau-de-vie pour le mêler à son vinaigre camphré ; car ce défaut d'art prouve péremptoirement que Raspail n'est pas chimiste.

Réflexion. Si Raspail était capable de rendre la conscience publique nette par l'application de son système exclusif appliqué au hasard, sans discernement ni connaissance de cause, il aurait fait valoir ses vingt mille cures, ou vingt mille utopies, que l'ancienne médecine dévoile et révèle au public circonvenu.

Raspail est le jongleur du jour, dont le jargon imposteur ne fait qu'avilir et dégrader la gloire du corps médical, illustré par la raison naturelle et la lumière des vrais sages et des vrais savants de plus de deux mille ans qui précédent Raspail. Si Raspail avait semé le bonheur dans sa route, il serait heureux lui-même dans son *præteribat beneficiendo*... *Ridemus vitia sub jure nocendi*...

Par un contredit manifeste, Raspail recommande, à la page 11 de son *Manuel*, de ne pas oublier qu'un traitement irrationnel peut être homicide, de ne pas se fier au hasard; tandis que son raisonnement est absurde, que sa doctrine est éventuelle et hasardée sans discernement ni connaissance de cause.

« Faire choix d'un médecin, dit-il, page 11, dans un cas de nécessité, c'est un acte de haute conscience; apprendre à s'en passer, c'est un acte de haute raison. » Prendre un médecin au hasard et sans distinguer le charlatan Raspail du praticien, du philosophe, c'est un acte d'insouciance qui expose à l'homicide. Voulez-vous être à l'abri de ces nombreuses et meurtrières erreurs? Prenez et lisez ce répertoire et les autres ouvrages de Blanchon. *Dùm pario, pereo!*

CHAPITRE II.

Causes des maladies.

Dans ce chapitre, Raspail fait allusion au bon sens et à la raison qu'il va masquer et contredire.

« La cause des maladies, dit-il, page 13, est tou-
» jours externe à nos organes ; la maladie leur vient
» toujours du dehors, et néanmoins pas d'eux-
» mêmes. » Dire que telle maladie vient du *sang*, de la *bile*, des *nerfs*, des *humeurs*, etc., c'est parler le langage naturel de l'homme, ancien et toujours nouveau ; mais dire, comme Raspail, que l'homme vit comme le caméléon, c'est la logique dérisoire la plus ridicule.

Mais quand la maladie s'empare de nos organes, le sang, la bile, les eaux, les nerfs, les os, tout s'en ressent ; car l'exercice intègre des fonctions, qui constitue la santé, suppose le concours alternatif et simultané des organes et des viscères.

Partant, l'air, l'eau, la lumière, le calorique, modifient la peau, les aliments, le chyle, le sang, les solides et les fluides, qui forment la trame première des organes et des viscères.

Maintenant, d'où viennent leurs maladies, si ce n'est des altérations morbides des substances élémentaires qui les composent ?

C'est par le rapport des effets connus que nous remonterons à la démonstration des causes ; car nul effet sans cause, et nulle cause sans effet, parce que la nature voilée a un langage connue du vrai médecin, son interprète et son véritable ministre. *Similia similibus curantur*, disent les homéopathes.

Contraria contrariis curantur, disent les allopathes.

Partant, les causes des maladies sont analogues au mode d'être de l'individu. Elles sont externes et internes comme la vie elle-même ; car elle est une, indivisible par ses principes, et relative, par ses relations, avec la société et l'univers qui l'environnent.

La maladie est l'état anormal qui résulte des troubles ou désordres des fonctions organiques ou viscérales, simples ou compliquées dans leurs troubles.

La peau étant le réseau qui, par sa duplicature, recouvre les tissus cellulaires adipeux, les muscles et les viscères, elle est le principal laboratoire de la chimie animale, et l'instrument de l'absorption, de l'exhalation, des sécrétions, des excrétions, et des rapports de la vie individuelle avec les prémices et les attributs de la vie universelle.

Les poumons, l'estomac, le cœur et le cerveau sont les organes locomoteurs de l'hématose ou conversion du chyle en sang, du mouvement et du sentiment comme centres mobiles du système nerveux, et les instruments de la circulation.

Partant, l'action de l'air, des éléments qui le composent, celle des aliments et des boissons, modifient le chyle, le sang et tout ce qui en dépend. Il n'est donc pas étonnant de voir que leurs dépravations soient les germes et les causes premières de nos maladies.

CHAPITRE III.

Cuisine et hygiène Raspail.

En contemplant l'art culinaire de Raspail, depuis la page 25 jusqu'à la page 40 de son *Manuel*, nous affirmons qu'il n'est pas plus habile cuisinier qu'habile chimiste et qu'habile médicastre.

D'abord, les ragoûts épicés sont des mets qui énervent les viscères et dépravent le chyle par des acides qui constituent la cacochylie, la cacochymie, la cachexie, les diathèses séro-lymphatiques, septiques, bilieuses, scrofuleuses, scorbutiques, cancéreuses, goutteuses, etc.

— Sa marinade est celle d'un barbouilleur d'enseigne, tout au plus apte à sonner l'agonie d'un moribond hydropique.

— Son vin des ménages est un avorton de la santé, le germe destructeur de la vie.

— Sa tisane d'atelier est le tombeau de l'ouvrier et la pierre de touche des infirmités.

— Ses liqueurs de dessert sont les instruments de la mort et l'extinction de la vie.

CHAPITRE IV.

Réplique sur les suppressions bien ou mal fondées que Raspail a faites dans la thérapeutique.

1° Sans raisons ni motifs, Raspail supprime la saignée, quoiqu'elle soit éminemment nécessaire, pour ne pas dire indispensable, dans la pléthore sanguine, et presque toujours funeste dans les pléthores séreuses, bilieuses, atrabilaires, nerveuses, dans l'anémie et l'hydropisie, etc.

Son eau sédative n'est pas un fébrifuge spécifique ni un antiphlogistique, quoiqu'elle soit antiseptique.

2° Les sangsues produisent des saignées locales et dérivatives, quoique Raspail les supprime. Les ventouses et les vésicatoires sont des saignées blanches ou séreuses très-nécessaires, quoique Raspail les proscrive. (Voir *Vésicatoire*, à la *Méd. naturelle.*)

3° Les sinapismes, les moxas ne sont pas moins nécessaires dans les périls extrêmes, pour irradier le sang, la chaleur et les forces concentrées, et rappeler le malade de la mort à la vie, quoique Raspail les élude.

4° Mille maux, mille remèdes. La polypharmacie galénique est donc indispensable, quoique Raspail la supprime.

5° Les vomi-purgatifs sont indispensables dans l'embarras du tube gastro-intestinal, la gastrorrhée, les fièvres muqueuse, bilieuse, putride, la mésentérie, le rachitisme, l'anorexie, la dyspepsie, l'hépatite, la jaunisse, l'hypocondrie, l'anasarque, l'hydrothorax, la lipothymie, etc., quoique l'ignare Raspail les supprime, en ignorant les bons effets de leur énergie, tandis que ce qui purge le ventre ne purge pas l'estomac.

6° La diète est nécessaire dans le début des maladies sanguines, nerveuses, inflammatoires ; mais la diète excessive affaiblit et épuise les malades. Les excès de boire et de manger tuent plus l'hommes que la peste et la guerre, quoi que Raspail en dise.

7° Les excitants sont des moyens perturbateurs très-nécessaires dans l'atonie des solides, l'embarras des vaisseaux et des glandes, et dans la densité séro-lymphatique, quoique Raspail les supprime.

CHAPITRE V.

Résumé hygiénique.

Raspail recommande d'éviter l'humidité, le froid aux pieds, les courants d'air, les changements brusques de température; nous aussi.

— D'habiter des appartements à plafonds élevés, exposés au soleil ; et nous aussi.

— De changer de linge soir et matin, et après chaque sueur ou transpiration abondante, et de se laver et frotter le corps avec l'eau sédative ou l'alcool camphré; et nous aussi.

— De ne manger qu'à des heures réglées; et nous aussi.

— De se reposer en été ou chauffer en hiver après le repas; et nous aussi.

— De se livrer aux travaux de l'esprit le matin à jeun; et nous aussi.

— De se lever de table avec un restant d'appétit; et nous aussi.

— De ne point trop prolonger la veille; et nous aussi.

— De ne forcer la nature en rien, ni dans la fatigue du corps, ni dans celle de l'esprit, ni dans les plaisirs licites; nous aussi.

— D'être sobre, tempérant, de finir où l'excès commence; nous aussi.

— De battre en retraite en présence du danger; et nous aussi.

— D'être désintéressé, franc et loyal en amour, en amitié, dans les affaires; et nous aussi.

De sorte que son langage est presque en tout conforme au nôtre dans ce chapitre cinquième.

CHAPITRE VI.

Applications particulières.

Par induction des principes qui précèdent, nous allons en faire l'indication thérapeutique par leur application pratique.

A.

ABCÈS. (Voir ce mot à la *Méd. nat.*) — Faire cuire des ognons à la braise , comme des pommes , les piler dans un mortier, les arroser d'huile d'olive , et appliquer chaudement sur l'amas ou abcès, pour le faire mûrir , l'ouvrir , et cautériser lorsqu'il est mûr. Appliquer en même temps un vésicatoire sous la nuque , et prendre des tisanes apéritives de chicorée pour dégorger les vaisseaux lymphatiques.

ACCOUCHEMENT. (Voir ce mot à la *Médecine naturelle.*)

AIGREURS. (Voir ce mot à la *Méd. nat.;* voir aussi *Absorbants*, *Vomi-purgatifs*, *Acides*, *Cacochylie*, *Gastrorrhée*, *Jaunisse*, *Hypocondrie*, *Hépatite*, à la *Méd. nat.*)

ALIÉNATION MENTALE, FOLIE, FUREUR, MANIE, IDIOTISME. (Voir ces mots à la *Méd. nat.*).

AMAUROSE ou GOUTTE SEREINE. (Voir ce mot à l'*Art de guérir*, du même auteur.)

AMYGDALES ENFLÉES. (Voir *Angine tonsillaire*, *Luette enflée*, à l'*Art de guérir.*) — *Traitement :* infusion de fleurs d'aubépine et de miel; liniment de baume tranquille autour du cou, étuves de son sec et chaud, formule n° **1.**

ANKILOSE. — Jonction des os des articulations; point de remède ni de guérison à espérer.

ANTHRAX. (Voir *Charbon.*)

ANUS. — Descente. (Voir ce mot à l'*Art de guérir.*)

APOPLEXIE. (Voir ce mot à l'*Art de guérir.*) — *Traitement :* lavements d'une décoction de feuilles de tabac, sinapismes aux pieds et aux mains, etc. Appeler vite un médecin auprès du malade; il y a danger imminent. — *Signes :* le malade tombe tout à coup sans mouvement et sans connaissance; défense expresse d'employer le nouveau système de Raspail.

ASPHYXIE. (Voir ce mot à l'*Art de guérir.*) — *Traitement :* frictions d'huile de moutarde, faire avaler l'élixir de Peyrille par cuillerées à bouche, infusions de romarin, étuves de son, n° **1.**

ASTHME. (Voir ce mot à l'*Art de guérir.*) —*Traitement :* tisanes d'aulnée, de lierre terrestre, d'hysope; défense d'employer Raspail.

ANOREXIE ou faiblesse d'estomac, qui est alors pesant après le repas. — *Traitement :* infusions de sommités de petit chêne ou de petite centaurée, de sauge, une pincée dans du lait, pour boisson ordinaire pendant dix jours; vésicatoire sous la nuque et tisanes de chicorée, patience, sulfate de soude, ana, quatre grammes en décoction dans deux litres d'eau pendant une heure.—*Dose :* par verrée, tiède, deux litres chaque vingt-quatre heures, pendant huit ou dix jours que suppurera le vésicatoire.

B.

BLANCHET, APHTHES. (V. ce mot à l'*Art de guérir.*) — *Traitement :* sirop Desessarts, vésicatoire sous la nuque, petit-lait pour boisson ordinaire; défense d'employer ici le système Raspail.

BLESSURES , PLAIES. — *Traitement :* lotions avec de l'huile de lin ou de l'huile de chanvre, pommade camphée de Raspail , onguent rosat , injections de décoction d'écorce d'orme ; régime rafraîchissant , diète blanche , privation du vin et d'aliments échauffants. (Voir *Plaies* , *Ulcères* , *Blessures* , à l'*Art de guérir* de l'auteur.)

BLEUE (MALADIE). (Voir *Melena morbus, Cyanose*, à la *Méd. nat.*) — *Causes :* obstacles dans la circulation du sang par l'engorgement. des vaisseaux capillaires , épanchement sanguin dans les viscères. — *Traitement :* bains tempérés à 22 degrés ; tisanes de chicorée, de patience et de sulfate de soude, ana, huit grammes en décoction dans un litre de petit-lait, pour boisson ordinaire.

BOUTONS AU VISAGE. (Voir *Goutte rose* , *Saignée* , *Vésicatoire* , *Lait virginal* , à la *Méd. nat.* de l'auteur.)

BRONCHITE. (Voir *Catarrhe* , *Fluxions*, à l'*Art de guérir* de l'auteur.)

BRONCHORRHÉE. (Voir *Catarrhe pituiteux* , *Vésicatoires incisifs* , *Tablettes de kermès* , *d'ipécacuanha* , *Emeto-cathartiques*, à la *Med. nat.*)

BRULURE. — Appliquer des lotions du vinaigre camphré de Raspail d'heure en heure sur la brûlure, jusqu'à guérison qui sera prompte. La pommade camphrée en liniment sur la partie brûlée , est aussi très-utile.

BORBORYGMES DU VENTRE. (V. *Coliques venteuses* , *Vapeurs* , *Hypocondrie* , *Carminatifs* , *Vésicatoires antispasmodiques*, à la *Méd. nat.*)

C.

CALCULS. (Voir ce mot à la *Méd. nat.*) — *Traitement :* tisanes de cerfeuil, de chicorée, de polypode et de racines de fougère ; ana, 4 grammes en décoction dans deux litres d'eau, pendant une heure; couler et ajouter 12 grammes de terre foliée de tartre, et 10 grains de carbonate de potasse. C'est un excellent fondant dépuratif pour diviser les concrétions qui forment les calculs du foie, des reins et dans la vessie, et des tubercules pulmonaires. Les tisanes de prêle, de cendres d'écailles d'huîtres, et la prêle ou petite consoude, les coques d'œufs, prises en tisanes ou décoctions, sont des moyens excellents pour dissoudre les calculs et les graviers. Leur usage est très-utile dans la pierre de vessie et la rétention d'urine. La médication de Raspail est inutile dans cette maladie.

CANCER. (Voir ce mot à la *Méd. nat.*, *Cacochylie*, *Aigreur*, *idem.*) — La méthode Raspail est absurde dans le traitement de cette maladie.

CARIE DES OS. (Voir ce mot à la *Méd. nat.*; *Vésicatoires*, *Fondants*, *Sudorifiques de Rotrou*, *idem*; *Gangrène*, *Nécrose*, *id.*) — Injections d'huile camphrée, d'eau de goudron de Raspail, d'eau sédative tiède, mais jamais froide.

CARREAU DES ENFANTS. (Voir ce mot à l'*Art de guérir.*) — Ce sont les glaires qui obstruent le mésentère. — *Traitement* : tisanes apéritives indiquées au mot *Calculs*; élixir antiscrofuleux de Peyrille, trois fois par jour, saturé de sirop de chicorée; élixir antiglaireux de Guillié, saturé de sirop de pêcher, administré par intervalles. La méthode Raspail est absurde dans le traitement de cette maladie.

CATALEPSIE. (Voir ce mot à la *Méd. nat.*)

CATARRHE ou RHUME. (Voir ces mots à l'*Art de guérir*; *Fluxions*, *id.*; *Vésicatoires.*)

Remarque. — Rien d'aussi fréquent, de si négligé et de si mal traité que les fluxions catarrhales rhumatismales; et rien d'aussi grave et d'aussi dangereux que les catarrhes négligés, qui paralysent les membres, pourrissent les viscères, rendent les malades phthisiques, infirmes ou perclus, et les tuent au printemps de leur vie. Cependant, dans le début, la guérison de toutes les fluxions catarrhales rhumatismales est fort simple et très-facile d'obtenir, par la sueur, les frictions, les bains sinapisés, les étuves de son, les tisanes de miel et de cerfeuil, ou autres sudorifiques plus ou moins capables de rétablir les fonctions de la peau, qui sont alors supprimées par des sueurs rentrées, des courants d'air et des refroidissements. Mais quand ces fluxions sont anciennes ou chroniques, elles coulent dans les viscères, qu'elles enflamment et pourrissent ; et pour les en détourner et les absorber, c'est alors qu'il faut employer les *vésicatoires* et les *tisanes appropriées*. (Voir ces mots à l'*Art de guérir* et à la *Méd. nat.*) Sans cela, tous autres moyens sont inutiles. Les moyens que Raspail indique ne sont que palliatifs dans le traitement des fluxions anciennes ; mais, accompagnés des bains sinapisés et autres, ils peuvent devenir curatifs dans le début, et c'est dans ce cas où son système peut recevoir l'application la plus utile ; ma conscience droite et libre doit lui rendre cette justice, car les maladies de la peau sont très-nombreuses et très-fréquentes, faute par les malades et les médecins de faire usage de la médecine iatraliptique ou diaphorétique en temps opportun ; et toutes les assertions contraires de Raspail sont puériles et arbitraires.

CAUCHEMAR ou MAUVAIS RÊVES. — Ils sont les effets du spasme nerveux, et de l'embarras de l'estomac et du cerveau. — *Traitement :* appliquer des cataplasmes émollients, ou bien des feuilles de ciguë bouillies dans du vinaigre, sur l'épigastre ; prendre un vomi-purgatif, composé de sirop d'ipécacuanha, 40 grammes, huile de ricin, 20 grammes, mêler ensemble, et avaler dans une tisane de veau, et boire de 5 à 7 litres d'eau tiède demi-heure après ; et la cure est faite : plus de combats ni d'apparitions nocturnes.

CHANCRES VÉNÉRIENS. — Prendre la liqueur antisyphilitique formulée à l'*Art de guérir* et à la *Méd. nat.*, avec du lait intérieurement, et appliquer de l'onguent mercuriel double sur les parties malades ou chancreuses. A l'égard des chancres non vénériens, ils sont l'effet des fluxions rhumatismales, qu'il faut traiter par les remèdes indiqués aux *Rhumatismes*. (Voir ce mot à l'*Art de guérir* et à la *Méd. nat.*)

CHARBON. (Voir ce mot à l'*Art de guérir* les charbons et autres maladies contagieuses, du même auteur de cet ouvrage.)

CHAUDE-PISSE. (Voir *Maladies secrètes*, *Chancres vénériens*.)

CHUTE DES CHEVEUX. — *Causes :* refroidissement ou rhume de cerveau, le grand âge. — *Remèdes :* traiter le *rhume de cerveau* par l'application d'un vésicatoire sous la nuque, et laver la tête avec de l'eau de miel distillée et de l'huile de lin. La chute par l'effet de l'âge est sans remède ; Dieu seul tient la clef des temps. Tout ce que Raspail indique ici est illusoire.

CHLOROSE. (Voir ce mot à l'*Art de guérir* et à la *Méd. nat.*) — Elle est l'effet de la *gastrorrhée* et de la *pléthore séreuse*, de la *cachexie*, de l'*anémie*, de l'*anorexie*, d'un *estomac froid et débile*. (Voir ces mots à la *Méd. nat.*)

CHOLÉRA MORBUS. (Voir ce mot à la *Méd. nat.*) — Toutes les jactances de Raspail à ce sujet sont des aberrations de l'esprit humain,.... imaginées pour séduire et trahir la multitude aveugle et crédule : *Populus vult decipi.*

CHUTE. — Ici l'eau sédative froide de Raspail est très-utile. On l'emploie en lotions, frictions, compresses, etc., sur les surfaces contuses. La pommade camphrée s'applique sur les blessures.

CHUTE DE MATRICE ou PROLAPSUS. — Appliquer un pessaire dans le bassin, par la main d'un médecin ou d'une sage-femme.

CLOU, PHLEGMON. (Voir ces mots à la *Méd. nat.*)

COEUR (PALPITATIONS DU). (Voir *Hystérie*, *Hypocondrie*, à la *Méd. nat.*)

COEUR (ANÉVRISME DU). — Maladie incurable, quelles que soient d'ailleurs les assertions de Raspail à ce sujet.

COLIQUES. (Voir ce mot à la *Méd. nat.*) — Tisanes de cornes de cerf, d'aristoloche et de mélilot, saturées de sirop d'éther; bains tempérés à 22 degrés.

CONSTIPATION. (Voir ce mot à la *Méd. nat.*) — Bains de siége; bouillons de poule grasse, dans lesquels on met dissoudre 30 grammes de sulfate de soude.

CONVULSIONS. — Elles sont presque toujours l'effet du spasme nerveux, provoqué par un embarras de la circulation et par la densité des liquides ou la surexcitation des solides. — *Traitement :* bains émollients, d'eau de mauve ou de son; liniments de baume tranquille, étuves de son sec, petit-lait dans lequel on met infuser 4 grammes de safran gatinais, et on y ajoute 2 grammes de teinture d'assa fœtida, et demi-once ou 15 grammes de sirop d'éther sulfurique. Le système Raspail est plus ou moins nuisible dans le traitement de cette maladie, sauf son huile camphrée, et même sa pommade de ce nom, qu'on peut employer en frictions, en sortant des bains, avec toute sécurité.

COQUELUCHE DES ENFANTS. — Appliquer un vésicatoire sous la nuque. (Voir ce mot à l'*Art de guérir.*) Faire prendre des tisanes de miel et de cerfeuil en été; de coquelicot et de miel en hiver; et trois fois par jour le sirop des Essarts, à la dose d'une cuillerée, et la guérison est prompte et sûre par ces remèdes. Tout ce que Raspail recommande ici est absurde et inutile.

COUCHES. — Suppression des lochies, tranchées. Tisanes d'armoise et de matricaire pendant huit jours après les couches. — *Idem.* Pertes utérines excessives. Tisanes de consoude major et d'aristoloche, ou de bistorte. — *Idem.* Lait répandu après les couches. Tisanes d'ache et de menthe, de cerfeuil, pour boisson ordinaire. (Voir *Hydropisie laiteuse*, à la *Méd. nat.*) Tout ce que Raspail recommande dans cet article est chimérique.

COURBATURE. — C'est un rhumatisme sur les muscles peaussiers du cou et de l'épine vertébrale, qu'il faut combattre, dans le début, par les sudorifiques, et, dans l'état ancien, par les vésicatoires et les tisanes de saponaire et de cerfeuil. (Voir *Rhumatisme.*)

COXALGIE OU SCIATIQUE. (Voir *Rhumatisme.*)

CRACHEMENT DE SANG. — Il est l'effet d'une *pléthore sanguino-séreuse*, et d'une *fluxion de poitrine.* (Voir ces mots à l'*Art de guérir* et *Pleurésie.*) Saignée, vésicatoire, et les tisanes de consoude major et de gomme kino, de riz, de bouillon blanc, de gomme arabique, les loochs, etc., *idem.*

CRAMPE D'ESTOMAC. — Resserrement, oppression de l'épigastre, douleurs d'estomac; cataplasmes de feuilles de ciguë, de farine de lin.

Vomi-purgatif indiqué au *Cauchemar.* (Voir ce mot, ci-devant.) Lotions d'un mélange d'éther et de laudanum sur l'épigastre.

CRAMPES DES EXTRÉMITÉS. — Ce sont des contractions musculaires qu'on guérit par des bains émollients des pieds (d'eau de mauve). Les lotions et liniments d'huile camphrée ou de baume tranquille y sont très-utiles.

CROUP DES ENFANTS. (Voir *Coqueluche.*) — Mêmes remèdes.

D.

Dartres. (Voir ce mot, à la *Méd. nat.*) — Bains sulfureux, et frictions avec l'huile de lin, l'huile camphrée, l'eau sédative, les bains d'eau de son, de mauve, de bois de houx, de gélatine.

Danse de Saint-Guy. (Voir ce mot, à l'*Art de guérir* et à la *Méd. nat.*)

Défaillances d'estomac. — Arroser la tête et l'épigastre avec du vinaigre ou de l'eau sédative froide, et prendre de l'élixir thériacal par cuillerées, des tisanes de patience et de chicorée.

Dents. (Voir l'*Art de guérir les maux de dents et les fluxions*, du même auteur, indiqué sur la couverture imprimée de cet ouvrage.)

Dévoiement, Diarrhée, Cours de ventre, Dyssenterie. — *Causes: Fluxion humorale*, séreuse ou sanguine, qui se porte au tube intestinal. (Voir *Diarrhée* à l'*Art de guérir* et à la *Méd. nat.*) — *Signes :* Déjections liquides, jaunâtres, glaireuses, quelquefois noires ou verdâtres ; celles de la dyssenterie sont sanguinolentes. — *Traitement :* Révulsif, vésicatoire sous la nuque, tisanes de cousoude major, de fleurs de bouillon blanc et de gomme arabique, saturée du sirop des Essarts ou de sirop d'ipécacuanha ; lavements d'huile camphrée, de vinaigre camphré ; diascordium, 4 grammes à délayer dans un bouillon ; et pour le détail, voir *Dyssenterie*, *Dévoiement*, à l'*Art de guérir.*

Diabète. (Voir ce mot à l'*Art de guérir*, du même auteur.)

Digestion difficile. (Voir *Dyspepsie, id.*)—Tisanes de gentiane, de chicorée et de patience ; ana, 4 grammes en décoction dans un litre d'eau pendant une heure. Filtrer et ajouter 120 grammes d'élixir anti-scrofuleux de Peyrille. Dose : une verrée de trois en trois heures douze jours de suite,

DYSSENTERIE. (Voir *Dévoiement.*)

E.

EBULLITION DE SANG. — Mêmes tisanes de la digestion difficile.

ECCHYMOSE. (Voir *Chute.*) — Appliquer des sangsues sur l'ecchymose et eau froide salée en lotions.

ECLAMPSIE. (Voir *Convulsions.*)

ECROUELLES OU SCROFULES. (Voir ce mot à la *Méd. nat.*) — C'est un engorgement des glandes et des vaisseaux lymphatiques produit par un froid, qu'il faut combattre par les vésicatoires sous la nuque, par les tisanes fondantes de Rotrou et par les émétocathartiques. (Voir ce mot.) Les allégations de Raspail sont ici mensongères et son système inutile.

EFFORT. — Extension des membranes, qu'il faut combattre, à l'extérieur, par un emplâtre de térébenthine et d'opium, et, à l'intérieur, par des tisanes de *véronique.*

EMBARRAS DE L'ESTOMAC ET DU VENTRE. (Voir *Gastrorrhée, Glaires.*)

EMPHYSÈME OU BOUFFISSURE. — Bains sinapisés et frictions avec l'huile de moutarde, dans le but de remonter les solides relâchés.

EMPOISONNEMENT. — Tout ce qu'en dit Raspail est presque véritable ou du moins vraisemblable. (Voir la description qu'il en donne à la page 212 de son *Manuel Annuaire*, 1853 ; voir la médication qu'il propose, pages 213, 214, 215.) Et à l'appui nous proposons les vomi-purgatifs, composés de sirop d'ipécacuanha et d'huile de ricin ; ana, 40 grammes.

EMPYÈME OU ABCÈS A LA POITRINE. (Voir ce mot à la *Méd. nat.*) — Appliquer des vésicatoires sous la nuque et sur la partie douloureuse de la poitrine, et faire prendre en même temps au malade des tisanes de veau, de grenouille, de berle, de cresson de fontaine pour boisson ordinaire, et les saturer du sirop antiscorbutique de Portal ou de celui formulé au *Manuel* de Raspail, pendant trente ou quarante jours, et prendre des vomi-purgatifs par intervalle de dix jours, préparés avec : oxymel scillitique et sirop d'ipécacuanha ; ana, 30 grammes ; eau tiède, q. s., ou bien de 5 à 7 litres. Appeler un médecin pour diriger le malade en prenant les vomi-purgatifs, afin que le malade ne s'expose pas par imprudence. Je les donne seul à mes malades. Tout ce que Raspail a dit ou écrit sur l'empyème est absurde.

ENCHIFRÈNEMENT. (Voir *Coryza*, *Rhume de cerveau*, *Tabac céphalique*, à la *Méd. nat.*)

ENFLURE, OEDÈME. (Voir ce mot à l'*Art de guérir*, et *Etuves aromatiques*, *id.*)

ENGELURES. — Frictions d'huile de poisson, de lin, de graisse de chat, d'huile et de pommade camphrées, d'eau sédative. Ici Raspail est utile.

ENROUEMENT. (Voir *Aphonie* à la *Méd. nat.*) — Etuves de vapeur d'infusions de miel, violettes, coquelicots, fleurs de mauve, dans le début ; vésicatoires sous la nuque lorsque l'enrouement a dégénéré en aphonie ancienne ; vomi-purgatif formulé à l'Empyème, et la cure aura souvent lieu par ces remèdes.

ENTORSE.— C'est ici que toute la médecine Raspail est utile ; faites ce qu'il ordonne dans son *Manuel*, page 219, et rien de plus.

ÉRYSIPÈLE.—Pratiquer une petite saignée du bras, et appliquer un grand vésicatoire sous la nuque, incontinent la saignée faite, pour dégorger les vaisseaux et accélérer la circulation ralentie, et la guérison sera prompte et sûre. Tisanes de chicorée et de veau pour boisson ordinaire. C'est l'unique moyen de prévenir la gangrène et la mort, que l'érysipèle détermine très-souvent sans ces remèdes. Tous les moyens prescrits par Raspail répercutent la fluxion humorale et rendent la maladie plus dangereuse et plus grave.

Esquinancie. (Voir *Angine.*) — Mêmes causes et mêmes remèdes de l'*érysipèle.* (Voir ce mot à l'*Art de guérir.*)

Estomac faible. (Voir *Dyspepsie, Défaillance, Syncope, Aigreurs.*)

Exostoses ou tumeurs osseuses. (Voir ce mot; voir *Carie* à la *Méd. nat.*)

E.

Faiblesse d'estomac. (Voir *Gastrite, Anorexie, Dyspepsie.*)

Faim canine. — Même traitement de l'empyème. (Voir ce mot.) Mais point de vésicatoires sur la poitrine ni sur l'épigastre : un seul vésicatoire sous la nuque.

Fer chaud. — C'est une ardeur d'estomac déterminée par la bile, qu'il faut combattre par les tisanes de veau et de chicorée, et par les vomi-purgatifs indiqués à l'*Empyème.* (Voir ce mot.)

Fièvres. (Voir l'*Art de connaître, traiter et guérir les fièvres*, du même auteur Blanchon.) — Il n'y a pas d'inconvénient d'employer le système Raspail dans le traitement des fièvres comme moyen palliatif; mais le nôtre est seul curatif.

Flueurs blanches ou Catarrhe utérin. (Voir *Catharre, Fluxions*, à l'*Art de guérir.*) — Tisane de poudre de bistorte et de fleur d'ortie blanche. Défense expresse d'employer les moyens de Raspail dans le traitement de cette maladie.

Foie (maladie du). (Voir *Hépatite, Jaunisse, Chlorose, Obstructions*, à la *Méd. nat.*) — Les causes de cette maladie énumérées par Raspail sont illusoires; mais les signes ou effets par lui décrits sont manifestes, et, à l'exception du calomélas et de l'aloès, tous les autres moyens sont inutiles. — *Traitement :* Vésicatoires sous la nuque, dans le but de dégorger

le foie et les vaisseaux lymphatiques ; tisanes indiquées pour les *calculs* (voir ce mot) ; *vomi-purgatifs*
indiqués à l'*Empyème* (voir ce mot) ; par intervalles,
petit-lait et chicorée ; pourpier pour tisane pendant
vingt jours, et la cure des maladies est généralement
faite par ces *remèdes sûrs et peu coûteux.*

FOULURE, ENTORSE. — La réduire, et appliquer des
lotions froides d'eau sédative, de pommade camphrée,
de baume de Fourcroy, d'eau salée froide , à défaut
d'autre.

G.

GALE. — Liniment préparé avec : eau de chaux,
1 litre ; acide hydrochlorique, 50 grammes ; carbonate de potasse, 4 grammes : mêler ensemble. S'en
frotter matin et soir et prendre des tisanes de patience, de saponaire et de chicorée, pour la gale
grosse ou humide. Pour la gale sèche, menue ou canine, mêmes remèdes et bains sulfureux émollients,
tempérés à 22 degrés Réaumur. Tout ce que Raspail
propose sur la gale est absurde et ridicule , sauf son
bain sédatif ou alcalin, qui est plus ou moins utile.

GASTRORRHÉE. (Voir ces mots à *l'Art de traiter
et guérir les fièvres.* Voir *Gastrorrhée* à la *Méd. nat.*)
Tous les moyens qu'émet Raspail à ce sujet ne sont
que momentanément palliatifs et jamais curatifs.

GLAIRES. (Voir *Gastrorrhée* à la *Méd. nat.*) — Elixir
antiglaireux de Guillié, *id.* de Peyrille, *id.* de Leroy,
n° 2, par intervalles, à la dose de deux cuillerées
matin et soir, et tisanes fondantes indiquées au mot
Calcul.

GLANDES ET GANGLIONS LYMPHATIQUES ENGORGÉS.
(Voir *Cancer*, *Scrofules*, à la *Méd. nat.*) — Tout ce que
Raspail propose pour cette maladie est absurde, la
répercute et la rend pire.

GOITRE. (Voir ce mot à la *Méd. nat.*) — Tout ce

que Raspail propose contre le goître est dérisoire et absurde.

GOUTTE. (Voir ce mot à l'*Art de guérir* et à la *Méd. nat.*) — Tout ce que les médecins anciens et modernes ont dit ou écrit sur la goutte est fabuleux et imaginaire. La goutte n'est que le résultat d'un embarras séro-pituiteux des vaisseaux lymphatiques, des glandes synoviales et du tube gastro-intestinal, ou un rhumatisme séro-lymphatique articulaire proprement dit ; il est compliqué de gastrorrhée. (Voir ce mot.) Les moyens iatraliptiques que propose Raspail ne sont que palliatifs, mais jamais curatifs ; ils produisent un soulagement momentané, mais jamais la guérison. (Voir *Rhumatisme articulaire*, à la *Méd. nat.*)

GRAVELLE. (Voir *Calculs*.)

GRIPPE. — C'est un *catarrhe nerveux* que l'on guérit : 1° par les étuves de son sec et chaud ; 2° des étuves d'eau de mauve, ou bains de vapeur ; 3° par des frictions de baume tranquille sur toute l'habitude du corps ; 4° et en même temps par des tisanes de miel et de cerfeuil en été, et de miel et poudre de vipère en hiver.

H.

HÉMIPLÉGIE. (Voir *Paralysie*, à la *Méd. nat.*).

HÉMORRHAGIE UTÉRINE OU INTERNE UTÉRINE. (Voir ce mot à la *Méd. nat.*). — Tisanes de consoude major et de gomme kino, mais sous l'avis et direction d'un médecin habile ; bains sinapisés avec 250 grammes de moutarde, pendant dix ou quinze minutes, pour révulser le sang concentré et le porter des viscères vers la peau. J'ai sauvé la vie à ma femme et à plusieurs autres, par ce bain, qu'on n'emploie qu'à la dernière extrémité et en désespoir de guérison, lorsque tous les autres moyens ont échoué. Les causes et les effets que Raspail émet ici sont vraisemblables, mais ses moyens sont infructueux, et la ligature artérielle impossible.

HÉMORROÏDES. — *Causes :* pléthore sanguine ou séro-lymphatique.

HERNIE. (Voir ce mot à la *Méd. nat.*)

HOQUET ou CONTRACTION DIAPHRAGMATIQUE. — Lotions d'éther et de laudanum sur l'épigastre ; cataplasmes de farine de lin sur l'épigastre ; petit-lait pour boisson.

HYDRARTHROSE. (Voir ce mot à l'*Art de guérir.*)

HYDRORACHIS. (*Idem.*)

HYDROPISIE. (*Idem.*)

HYDROCÈLE. (*Idem.*)

HYDROTHORAX. (*Idem.*)

HYDROCÉPHALE. (*Idem.*)

HYSTÉRIE OU MAL DE MATRICE, VAPEURS. (*Idem.*)

Nota. Tout ce que Raspail a écrit sur ces maladies est fabuleux et controuvé.

I.

ICHTHYOSE. (V. *Lèpre*, et le premier mot à la *Méd. nat.*)

INDIGESTION. — Vomi-purgatifs, formulés au mot *Empyème* ; tisanes théiformes de camomille romaine ou de menthe, ou de paquerette, ou de véronique. Contrairement à son audace présomptueuse, Raspail est contraint d'avouer ici son ignorance crasse et son impéritie.

INFLAMMATION. — Elle est le résultat, tantôt du spasme nerveux, chez les individus maigres-bilieux ; de la pléthore sanguine, chez le sanguin pléthorique ; ou de la pléthore séreuse, chez le lymphatique. (Voir ces mots à l'*Art de guérir les fièvres*, du même auteur de cet ouvrage.) — *Traitement :* pour le spasme, bains émollients antispasmodiques, d'eau de son ou de mauve, petit-lait pour boisson ; pour la pléthore sanguine, saignée et autres antiphlogistiques ; pour la séreuse, vésicatoires. (Voir ce mot à l'*Art de guérir.*)

INSOMNIE. Prendre à l'heure du sommeil un julep préparé comme suit : eau de laitue, 60 grammes ; sirop diacode, 15 grammes ; mêler. Dose : 3 cuillerées pour un adulte, et une pour un enfant.

Remarque. Rien n'accable tant les malades que l'insomnie. Elle dépouille le sang de ses parties balsamiques ou gélatineuses qui en associent les principes, énerve les solides, et jette le malade dans l'épuisement et le marasme. — L'état opposé est l'*assoupissement*, le *carus*, le *coma*, l'*apoplexie.* (Voir ces mots à la *Méd. nat.*)

J.

JAUNISSE. (Voir *Foie.*)

JAMBE (maux de). (Voir *Lupus*, *Loup*, *Dartre*, *Phlegmon*, à l'*Art de guérir.*)

L.

LACTATION. (Voir ces mots à l'*Art de guérir.* Voir *Couches*, *Lait répandu*, *Lait perdu.*)

LADRERIE. (Voir *Lèpre*, à la *Méd. nat.*)

LARYNGITE. (Voir *Angine*, à l'*Art de guérir.*)

LÈPRE. (Voir ce mot, *id.*)

LUETTE ENFLÉE. (*id.*)

LUMBAGO. (Voir *Rhumatisme lombaire*, id.)

LUXATION. *(id.)*

M.

MAL D'AVENTURE, OU PANARIS. (Voir ce mot à l'*Art de guérir.*)

MAL DE TÊTE, MIGRAINE *(id.)*

MALADIES D'ESTOMAC. (Voir *Bile, Glaire, Gastrorrhée, Gastrite,* (id.)

MALADIES DE LA MATRICE. (Voir *Métrorrhée, Métrite, Hémorragie, Dysménorrhée, Catarrhe utérin, Lochies, Descente ou chute de la matrice, Blennorrhée, etc.,* à la *Méd. nat.*)

MALADIES DE LA PEAU. (Voir *Dartres, Gale, Gourme, Grattelle, Teigne, Lèpre, Ichthyose, Favus, Pourpre, Rougeole, Scarlatine, Scorbut, Rhumatisme, Scrophules, Anasarque,* à la *Méd. nat.*)

MALADIES DE POITRINE. (Voir *Fluxion, Catarrhes, Pleurésies, Péripneumonie, Pleuropneumonie, Péricardite, Hydropéricardite, Abies pulmonaire, Empyème, Bronchite, Hydrothorax, Pleurodinie,* à l'*Art de guérir.*)

MALADIES SECRÈTES. (Voir *Syphilis, Maladie vénérienne, Chancres vénériens,* à la *Méd. nat.*)

MAL CADUC, OU ÉPILEPSIE. (Voir ce mot, à la *Méd. nat.*)

MAL DE MÈRE. (Voir *Vapeur, Hystérie, Nymphomanie* (id.)

MALADIE PÉDICULAIRE. Liniment d'onguent mercuriel double.

MORVE. (Voir ce mot, à l'*Art de guérir,* et à la *Méd. nat.*)

N.

NAUSÉES. Prendre la potion antivomitive de Rivière et le petit-lait.

NÉCROSE. (Voir *Carie osseuse sèche,* à la *Méd. nat.*)

O.

OBSTRUCTION DES VISCÈRES. (Voir ce mot, à la *Méd. nat.*

P.

PARALYSIE (Voir ce mot, à la *Méd. nat.*)
PRIAPISME, *(id.)*
TUMEURS BLANCHES. *(id.)*

L'ART

**De se connaître, de se traiter soi-même, de se
passer des médecins, de ne choisir que des
vrais ministres, interprètes et imitateurs de
la nature, à temps opportun.**

Cet art consiste : 1° à connaître son *tempérament*
ou mode d'être (Voir ce mot à l'*Art de guérir les
fièvres*, sur le mot *Pléthores sanguine*, *bilieuse*, *séreuse*, *nerveuse*, etc.) ; car les défauts de *sécrétion*,
d'excrétion, *d'absorption*, *d'exhalation*, *d'hématose*,
d'oscillation, troublent la *circulation* et interceptent
le libre exercice des fonctions ;

2° A examiner les causes ou événements qui ont
précédé ou compliqué la maladie ;

3° A connaître et choisir les moyens propices pour
pallier, atténuer et guérir la maladie, et à les employer en temps opportun ;

4° A contrôler les cures remarquables que font les
médecins, car beaucoup d'élus *docteurs* de nom,
mais *peu de guérisseurs en fait*.

Les malades, les infirmes pullulent partout, dans
la disette des vrais secours utiles.

Le monde médical sommeille par le conflit des
systèmes arbitraires qui le déshonorent, le paralysent ; et le monde malade meurt journellement victime de la médecine expectante !.....

Pourquoi cela ? Parce que l'ingrate parcimonie des
malades dégoûte l'homme de l'art le plus dévoué à
l'accomplissement de ses devoirs, et l'oblige de vivre

ignoblement, non comme savant, mais comme un vil mercenaire, en spéculant sur le nombre des visites faites! Parce que le malade guéri, n'étant presque jamais reconnaissant, oblige le chirurgien à négliger son art, le médecin de s'instruire, et à faire un vil métier de cet art divin, un trafic honteux de la vie humaine, en payant les rétributions de ses honoraires à raison de vingt sous par visite! Hélas! il est des cas où les nombreuses visites, par des soins assidus, sont nécessaires : telles sont les maladies aiguës graves, *inflammatoires*, *spasmodiques* ; mais il en est d'autres, anciennes ou chroniques, où peu de visites, par des conseils sagement combinés, des soins prudemment administrés, suffisent pour *consoler*, *soulager* et *guérir les malades* en temps opportun.

Tandis que l'*incuriosité*, l'*incurie* des malades, la nature, le *siége*, la *marche*, la *complication des maladies*, l'*impéritie* et le *défaut d'art* de plusieurs médecins, rendent les maladies incurables. Parce que leur guérison dépend toujours :

1° De la *connaissance* et du *discernement des causes* ;

2° Du *choix* des moyens;

3° Et de l'*opportunité*.

C'est en cela que consiste l'art de guérir, si nécessaire et si dédaigné, si noble et si dégradé, si savant et si ignoré !......

Ainsi, l'*homme sanguin pléthorique*, dans le début de la maladie, a besoin de la *saignée* et des autres *antiphlogistiques*. (Voir *Tempérament sanguin*, à l'*Art de guérir*.)

L'*homme bilieux* doit s'abstenir du vin pur, de la nourriture animale, observer un régime végétal mixte ou animo-végétal, rafraîchissant, dans l'état de santé; de provoquer la sueur, et de prendre des tisanes dépuratives, hépatiques, rafraîchissantes, des vomi-purgatifs par intervalles, dans l'état de maladie. (Voir *Tempérament bilieux*, à l'*Art de guérir.*)

Le *nerveux maigre* réclame l'usage des *bains émollients*, dans le but de ramollir la fibre racornie des solides, de dilater les vaisseaux contractés, et de dissiper le spasme qui prédomine dans le début des maladies inflammatoires de cette complexion. Dans l'état chronique, ces individus ayant les viscères débiles, les solides relâchés, leur état réclame l'usage des *toniques stomachiques*, (Voir ces mots à la *Méd. nat.*)

Les sujets de complexion *séro-lymphatique*, ont besoin d'*excitants externes et internes*, et des *fondants antiglaireux*, enfin, des *apéritifs stomachiques*, des *cordiaux* et des *céphaliques*. (Voir ces mots à la *Méd. nat.*)

Nature des maladies. Dans les cas de refroidissement, il faut provoquer la *sueur* par des étuves, des *bains*, des *frictions* et des *tisanes sudorifiques.* (Voir ces mots à la *Méd. nat.*)

Dans les *maladies sanguines*, il faut délayer, adoucir et tempérer le sang, par la *saignée*, les *bains*, le *petit-lait*, etc.

Dans les *inflammations*, il faut employer les *anodins* et les *rafraîchissants.* (Voir ces mots, à la *Méd. nat.*)

Et je vous l'affirme *in verba magistri.*

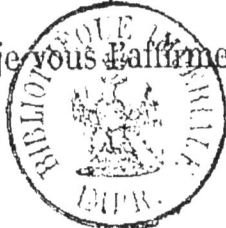

FIN.

Clermont, typ. de HUBLER, BAYLE et DUBOS, succ. de M. PEROL.

www.ingramcontent.com/pod-product-compliance
Lightning Source LLC
Chambersburg PA
CBHW070856210326
41521CB00010B/1947